拯救心脏

刘健 ⊙ 著

科学技术文献出版社
SCIENTIFIC AND TECHNICAL DOCUMENTATION PRESS

·北京·

图书在版编目（CIP）数据

拯救心脏 / 刘健著. —北京：科学技术文献出版社，2021.12
ISBN 978-7-5189-8206-6

Ⅰ.①拯… Ⅱ.①刘… Ⅲ.①心脏病—治疗 Ⅳ.① R541.05

中国版本图书馆 CIP 数据核字（2021）第 170901 号

拯救心脏

策划编辑: 孔荣华 王黛君 责任编辑: 张凤娇 王黛君 责任校对: 文 浩 责任出版: 张志平

出 版 者	科学技术文献出版社	
地 址	北京市复兴路15号 邮编 100038	
编 务 部	（010）58882938，58882087（传真）	
发 行 部	（010）58882905，58882868	
邮 购 部	（010）58882873	
官 方 网 址	www.stdp.com.cn	
发 行 者	科学技术文献出版社发行 全国各地新华书店经销	
印 刷 者	北京地大彩印有限公司	
版 次	2021 年 12 月第 1 版 2021 年 12 月第 1 次印刷	
开 本	880×1230 1/32	
字 数	182千	
印 张	9.5	
书 号	ISBN 978-7-5189-8206-6	
定 价	52.00元	

"漫"游心血管

　　古代有一种鸟，常常用嘴巴在水面上画图来吸引小鱼，从而觅食，这种鸟被称为"漫画鸟"。这是最早关于"漫画"一词的由来。小鱼甘愿冒着生命危险到水面一探究竟，说明这种"漫画"确实有吸引力。

　　一开始提议我用漫画形式进行医学科普的，是我一位患者。他有一个观点很打动我，文字上的科普给人很理智、科学的感觉，但是对于读者来说，科普故事加上漫画形象，让这些静止的医学内容有了更幽默、有趣的出口，让读者可以更形象、立体地理解科普内容。

　　是的，只要能达到科普的目的，形式当然可以多变。

　　于是，就有了现在您看到的这本科普漫画书，用有趣的故事来呈现医学科普。比如，血压"高不成低不就"的老李该怎么办？又比如，做了支架手术还有胸痛，到底是怎么回事？这些在你日常生活中可能出现的情景活灵活现地出现在漫画中，同时还融入了科学的讲解和建议，相信你能更好地理解我想传达的内容。

　　不少人问我，临床工作已经很忙了，既要出门诊、做手术，还得搞科研、带学生，有时间做科普吗？我认为，这些是不冲突的。无论是出门诊、做手术，还是搞科研、带学生，抑或是做科普，目标都是一致的，让患者得到治愈，让人们更加健康。

　　临床工作确实比较忙，我常常是在手术的间歇进行录音，在深夜进行审稿。实际上，与其说挤时间完成任务，不如说是为了达到自己思想的"舒适区"。这种完成工作带来的舒适感，和顺利结束手术带来的舒适感是一样的。因此，对我来说，做科普已经成为了日常工作和生活的一部分。

　　这本漫画书，是我们团队共同努力的成果，我希望通过它，可以让你从漫画中了解心血管疾病，你会看到心血管发病前有哪些危险因素，以及如果患上心脏病需要怎么治疗，不想患上心脏病的预防措施有哪些。

　　我期待这本科普书籍可以带你"漫"游心血管健康知识的海洋，向着更健康的目标前进！

刘健

2021 年 12 月　北京

目录

第五章　不想得心脏病，这些知识能帮你

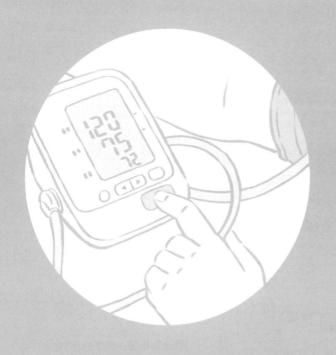

第一章

高血压、高血脂，心脏病的重要病因

年轻时脱缰的血压、血脂，终将加倍奉还！

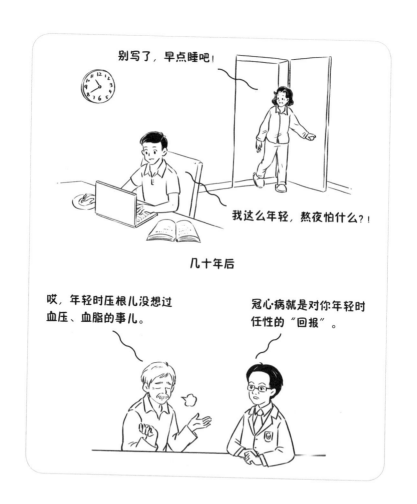

最近《美国心脏病学会杂志》（JACC）发表了一项随访时间长达 17 年，汇总了将近 4 万名成年人（18 ～ 39 岁及 40 岁以上）的健康数据，统计分析发现，18 ～ 39 岁时的收缩压在 130 mmHg 以上，40 岁后患上心力衰竭的风险增加 37%；而 18 ～ 39 岁时，低密度脂蛋白胆固醇（LDL-C）在 100 mg/dL 以上，40 岁后患上冠心病的风险增加 64%，而且这些风险与 40 岁之后的血压、血脂水平没有相关性。

该研究还发现，与 LDL-C 低于 100 mg/dL 相比，年轻时 LDL-C 越高，后期患冠心病的风险越大。当 LDL-C 为 100 ～ 129 mg/dL，患冠心病的风险可能会增加 60%；当 LDL-C 为 130 ～ 159 mg/dL，可能会使冠心病的风险增加 80%；当 LDL-C 为 160 mg/dL 以上时，则可能使冠心病的风险翻一翻。

而血压与心力衰竭的关系也是如此，年轻时收缩压和舒张压越高，后期患心力衰竭的风险就越大。同时，该研究也指出，如果 18 ～ 39 岁控制好血压和血脂，还是可以减少后期患心血管疾病风险的。

我们可以看到，研究中使用的标准值和我们日常的健康管理关系密切。收缩压在 130 mmHg 以上，也就是正常血压的高限，而 LDL-C 为 100 mg/dL（2.6 mmol/L），正好也是我国成人血脂的理想水平。当体检报告提示您，血压或者血脂不正常时，您就要注意了！

我国成人高血压患病率接近 30%，但知晓率只有 51%；高脂血症患病率超过 40%，但知晓率仅有 31%。高血压和高脂血症患者的治疗率更是低得可怜，这里不乏 40 岁以下的年轻人。

这些年轻的患者很多都处在事业打拼的阶段，认为金钱比身体更重要，忙着在 "1" 后面创造更多的 "0"。殊不知，没有了这个 "1"，"0" 也就只能是零了。

说回患者老李，老李虽然回不去他的 18 岁，但他还算幸运，冠心病病情平稳。这时候后悔除了徒增伤感，没有其他益处，规律服药才是对自己最大的负责。

刘大夫 说

年轻时若放任血压升高、血脂异常，会增加后期患冠心病、心力衰竭的风险。如果年轻时就把血压、血脂控制好，也会降低后期患心血管疾病的风险。

血压也是"高不成低不就"

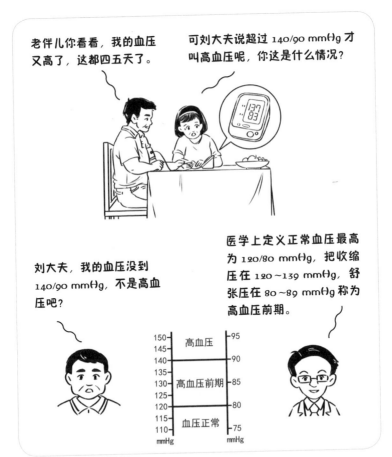

高血压前期，就是即将发展为高血压的过渡期。

研究发现，与血压正常（120/80 mmHg）的人群相比，处于高血压前期的人群发生脑卒中、心肌梗死的风险均成倍增加。

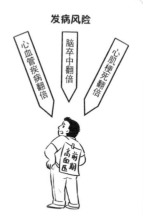

发病风险

心血管疾病翻倍　脑卒中翻倍　心肌梗死翻倍

这么严重？那属于高血压前期的人可不少！

是的，我国约有 4.35 亿人处于高血压前期，相当于每 2 个成人中就有 1 个。

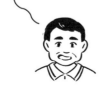

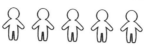

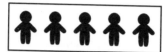

高血压前期

刘大夫，老李不是高血压，那还用治疗吗？

一定要警惕高血压前期！高血压前期控制不当将逐渐发展为高血压，还有较大风险会发生心血管疾病。因此，一定要及时采取防控措施。

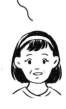
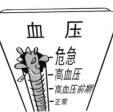

血 压

危急

—高血压

—高血压前期

—正常

我知道了，血压比正常高，又比高血压低，这叫高血压前期。如果不注意，高血压就会找上你。

没错！血压有点高，饮食、运动好，油、盐别太多，蔬果别太少，每天动一动，身体保准好！如果血压还是高，及早服药是高招！

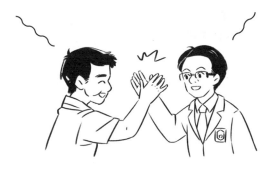

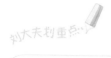

刘大夫划重点

多选题

下列方法中，可有效控制高血压前期的有（ ）

A. 控制饮食

B. 加强运动

C. 药物干预

答案：ABC

题目解析：A. 控制饮食

限盐很重要！盐摄入越多，血压水平越高，严格限盐可有效降低血压。

中国营养学会推荐，健康成人每日食盐摄入量不宜超过 6 g，限制钠盐的摄入是促进高血压消费成本最小化的有效措施。

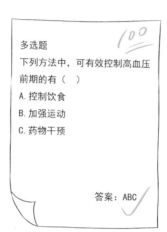

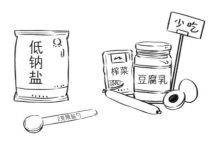

限制总热量的措施包括：减少烹调用油量及胆固醇、反式脂肪酸的摄入。还要注意营养均衡，应适量补充蛋白质，增加新鲜水果和蔬菜的摄入量。

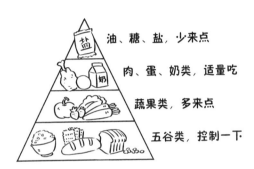

油、糖、盐，少来点
肉、蛋、奶类，适量吃
蔬果类，多来点
五谷类，控制一下

题目解析：B. 加强运动

建议每周进行 5 次中等强度运动，每次 30～60 分钟，可以快走、慢跑、骑自行车等，达到心跳、呼吸频率稍微加快，可以与人交谈，但不能唱歌的程度。长期规律运动，可以降低远期心血管疾病的风险。

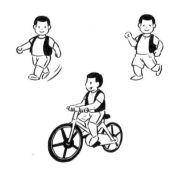

题目解析：C. 药物干预

存在高脂血症、肥胖或糖尿病的
高血压前期人群，或者在调整饮
食和加强锻炼后血压仍高，建议
在医生指导下用降压药治疗。

☑ 高脂血症

☑ 肥胖

☑ 糖尿病

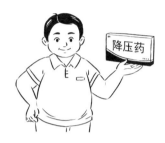

血压低不是什么好事儿

低血压的危害

低血压并不是个好兆头！

一般来说，成年人血压长期低于 90/60 mmHg，称为低血压。

若是血压太低，所有器官都会出现功能障碍，甚至会引发休克。

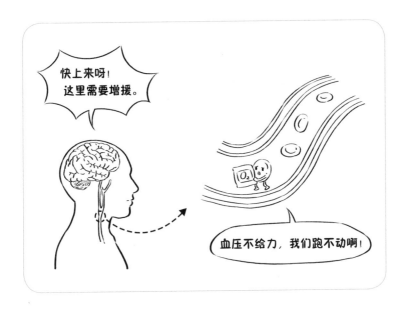

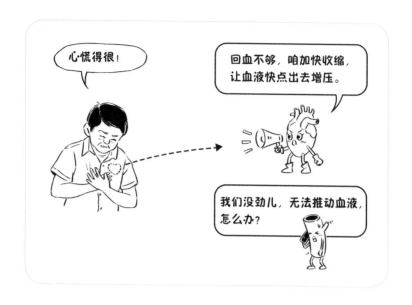

低血压的原因

造成低血压的原因有很多，常见的有以下四种类型：

1.疾病或药物导致的低血压：一些心脏疾病，如心肌梗死、心力衰竭、心律失常等，以及严重的过敏反应、创伤或感染都能造成低血压。另外，降压药使用过量，或者服用某些抗抑郁药物也可能导致低血压。

2.体位性低血压：当人体调节血压的能力有所下降，从卧位改变为站立位时，血压未能调节到身体所需的压力范围，导致低血压，从而引起大脑或心脏供血不足。

3.自主神经功能障碍引起的低血压：糖尿病、帕金森病等疾病可能会刺激体内的压力感受器，引起血压过低。

4. 健康人群的低血压：有些人的血压本身就比较低，低于正常血压的下限，但是没有表现出任何症状，也不影响工作和生活。这些人虽然处于低血压状态，但并不需要治疗。

● 低血压怎么办？

如果发现有低血压，首先要弄清楚病因，积极去除病因，必要时还要采取一些升高血压的措施：

——如果是疾病造成的急性血压下降，出现心脏或大脑的症状，需要使用药物来升高血压；

——如果是药物导致的低血压，应该咨询医生调整药物剂量或更换药物种类；

——如果是体位性低血压，体位改变时一定要缓慢，从平躺到站立不能太快，可以扶住床边把手防止摔跤，平时注意加强营养和锻炼，增强体质。

刘大夫说

当成年人血压长期低于 90/60 mmHg，属于低血压。低血压可能会造成心脏、大脑，甚至多器官供血不足，从而引起各种症状。因此，血压不是"怕高不怕低"，血压过低、过高都不好。出现低血压，先找病因，尽早去除病因，必要时应采取升高血压的措施。

起床头晕？小心清晨高血压

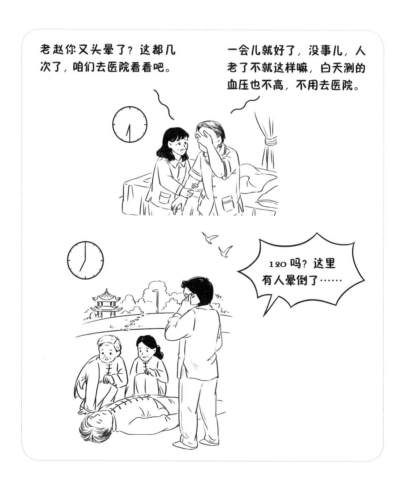

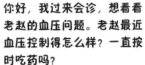

你好，我过来会诊，想看看老赵的血压问题。老赵最近血压控制得怎么样？一直按时吃药吗？

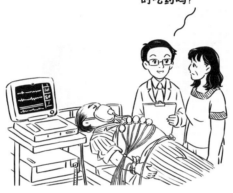

他按时吃药，隔两天测一次血压，都在 130/85 mmHg 左右，不高啊。最近一个月，他早上起床总说有点头晕，不过一会儿就好了。老赵的脑出血跟这个有关系吗？

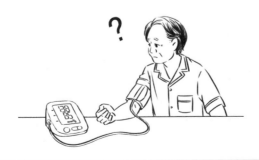

我看了老赵最近几天的血压监测，老赵早上起来头晕是由于清晨高血压，这次脑出血，很可能也是清晨高血压导致的。

什么是清晨高血压呢？

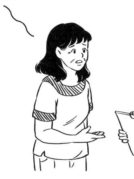

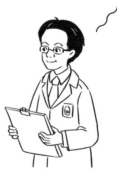

人体的血压有昼夜变化的规律。大多数情况下，血压在一天内的波动呈现"两峰一谷"的现象。第一个高峰通常在早上 6 ~ 10 点出现，如果在这个时间段血压升幅过大，就是"清晨高血压"。

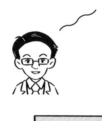

第一个高峰   第二个高峰

血压/mmHg

140 ——————— 收缩压

90 ——————— 舒张压

20 22 24 4 6 8 10 12 14 16 18 时间

低谷

具体来说，符合下面其中一条，就属于清晨高血压。

门诊
早晨 6~10 点诊室血压值高于 140/90 mmHg。

家庭
起床后 1 小时内，于服药前、早餐前，家庭自测血压值高于 135/85 mmHg。

动态血压
动态血压监测记录的起床后 2 小时血压值高于 135/85 mmHg。

要这个时间测血压吗？那我们都错了，老赵就是白天想起来测一下，没有固定时间。

家庭监测血压的时间最好是在一早一晚。早上应该在早饭、服药之前测量，晚上应该在睡觉前测量。

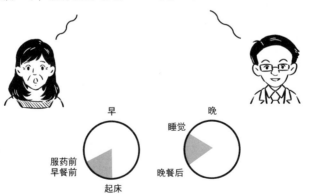

清晨高血压这么可怕吗？

是的！研究发现，患有清晨高血压的人群发生心、脑血管疾病的风险成倍升高。清晨血压每升高 10 mmHg，脑卒中风险是血压不升高时的 1 倍。

上午 6～10 点
清晨高血压

心、脑血管疾病
风险翻倍

而且清晨高血压还很会藏！调查发现，60 岁以上的高血压患者中，将近一半有清晨高血压，而且 20% 的非高血压人群也有清晨高血压。

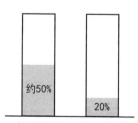

约50%

20%

高血压人群　　　非高血压人群

■ 清晨高血压

怎么连普通人都会有清晨高血压呢？那我会不会也有啊？

清晨高血压不仅会出现在高血压患者群体中，老年人，吸烟、饮酒的人，糖尿病、代谢综合征和精神焦虑的患者都是危险人群。

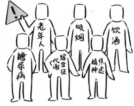

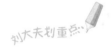

高血压患者和危险人群要定期监测清晨血压。如果发现清晨高血压，应尽快到医院进行治疗。

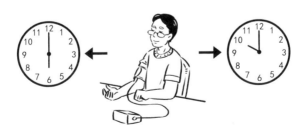

白大衣高血压是病，得治！

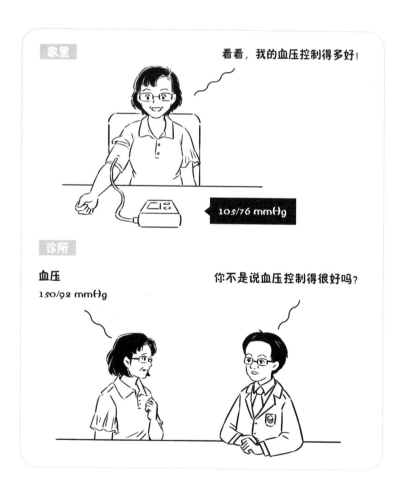

赵女士在医院测量的血压高于正常水平，而回家后血压又是正常的，这种情况很可能是"白大衣高血压"类型。目前医学认为，由于患者对医院环境和医务人员产生应激和警觉反应，出现过度紧张，引起交感神经的过度活跃，从而使血压处于高水平。"白大衣高血压"很常见，人群发病率高达 13%，患者常常为女性、中老年人、非吸烟者，以及伴有高脂血症或糖尿病的患者。

要确诊"白大衣高血压"，不能仅仅靠诊室血压和家庭自测血压的数值，还需要测量 24 小时动态血压。如果 24 小时动态血压低于 130/80 mmHg，而诊室血压为 140/90 mmHg 或以上，才能确诊为"白大衣高血压"。

血压波动过大对健康有一定的影响。研究发现，"白大衣高血压"患者更容易进展为持续性高血压，并且这个风险会随着年龄的增加而上升。而关于"白大衣高血压"是否会增加未来的心血管疾病风险，目前研究结果大多支持"白大衣高血压"与心血管疾病的发生风险升高有相关性。还有研究进一步指出，这种相关性取决于患者是否属于心血管疾病高危人群，若在高危人群中，"白大衣高血压"患者心血管疾病风险更高；而在低危人群中，"白大衣高血压"患者与血压正常者的心血管疾病风险则没有差异。

既然"白大衣高血压"会影响健康，那是否需要进行降压治疗呢？这要视病情而定。由于"白大衣高血压"患者平时血压在正常范围，如果使用降压药物，有可能导致低血压。当然，如果患者的诊室血压过高，而且属于心血管疾病高危风险的患者，医生会为您开长效降压药物处方来调整血压。但是，无论是否使用降压药，"白大衣高血压"患者都应该重视改善生活方式，如低盐饮食、减肥、锻炼、戒烟、纠正血糖和血脂异常，并且应该坚持自我监测血压，定期测量和记录。这些生活方式的调整和监测都属于有效的治疗方式，能预防持续性高血压的发生。

刘大夫说

在医生诊室测量的血压高于正常，而在家中自测或 24 小时动态血压结果却正常，这种现象称为"白大衣高血压"，其发病率很高。"白大衣高血压"患者容易进展为持续性高血压，并且与心血管疾病有一定的相关性。若确诊为"白大衣高血压"，一般不需要常规使用降压药物，但应注重生活方式的调整，并应坚持定期监测血压。

因此，一看见医务人员血压就高，是病，得治！

体位性高血压，姿势不对就头晕

有的患者从卧位变换为站立位时血压明显下降，也有的患者表现为相反的血压波动——体位性高血压。

◉ 体位性高血压是什么?

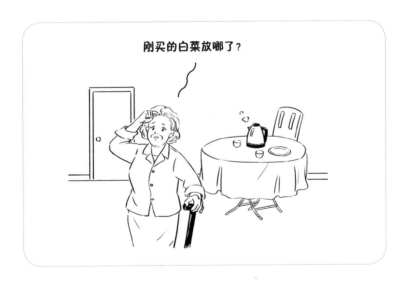

刚买的白菜放哪了?

因为总忘事儿，赵女士觉得可能是身体出现问题了，于是她来到了我的门诊。通过 24 小时动态血压监测和头颅核磁共振等检查，发现赵女士从卧位转为直立位后的3分钟内，收缩压升高＞20 mmHg（这是体位性高血压的诊断标准）。另外，核磁共振检查发现，赵女士出现了隐匿性脑梗死，这很可能也是由于体位性高血压导致的。

我们知道，血压会随着体位改变而波动，正常人从卧位站立后收缩压和舒张压都会略有下降，但收缩压下降不会超过10 mmHg，舒张压下降不超过2～3 mmHg。

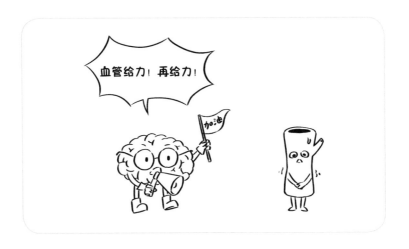

当体内的血压调控机制出现问题，这种血压下降会导致大脑供血不足，诱发过度的代偿反应，使血压过度回升，从而出现体位性高血压，这常见于老年人群。研究提示，有8.7%～11.0%的老年人出现体位性高血压。另外，体位性高血压还可能继发于一些特殊疾病，如嗜铬细胞瘤、肾血管性高血压等，这需要通过进一步的检查才能予以鉴别。

● 体位性高血压的排查和治疗

无论哪种类型的血压波动过大，都会增加心、脑血管疾病的风险，体位性高血压也不例外。

由于早上起床体位改变，体位性高血压患者往往伴有清晨高血压。这些患者发生心、脑血管疾病的风险都大大增加。调查发现，体位性高血压患者常常伴有左心室肥厚、冠心病、隐匿性脑梗死等疾病。

排查体位性高血压其实很简单，就是测量不同体位的血压。因此，建议高血压患者，特别是老年高血压患者，不论是否出现站立头晕的症状，都应该定期测量卧位、坐位和立位 3 种体位下的血压。如果出现站立时头晕、心慌等症状，可以分别在几天重复多次测量不同体位的血压值来进行评估。

目前，治疗体位性高血压，主要以药物治疗为主，如可以适量服用神经功能调节药物或安定类镇静剂辅助治疗。但是，在治疗体位性高血压时，需要注意观察血压和症状的变化，避免发生体位性低血压。

刘大夫说

从卧位转变为站立位后的 3 分钟内，收缩压升高超过 20 mmHg，这种表现称为体位性高血压。老年人常常出现体位性高血压，发生率在 10% 左右。

高血压患者应该定期测量不同体位的血压值，以排查由于体位改变导致的血压波动，尽早进行治疗，减少发生心、脑血管疾病的概率。

26

脉压差大大，依然有风险

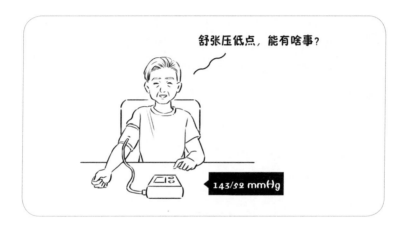

收缩压 143 mmHg 还不算很高，不过舒张压为 52 mmHg 就有些过低了，而且脉压比较大。这种情况虽然不一定有什么症状，但也是一个隐患。

● 你需要了解的脉压

在血压的测量中，我们往往只关注收缩压和舒张压的数值，其实，收缩压和舒张压的差值（脉压）也是需要关注的医学指标。

脉压 = 收缩压 − 舒张压

比如，老李的血压是 143/52 mmHg，他的脉压就是 91 mmHg。

一般来说，当脉压大于 60 mmHg 为脉压过大；脉压小于 30 mmHg 为脉压过小。

收缩压是心脏往外射血时对血管壁的压力，而舒张压是心脏往回吸纳血液时对血管壁的压力，而这两个数值的差距，主要取决于大动脉的弹性。也就是说，当大动脉弹性减弱时，脉压增大。

随着年龄的增大，人体血管的弹性会逐渐下降，血管也会变得僵硬，就像老化的橡皮筋，在使劲拉扯之后却缩不回去了，这样就会导致收缩压升高、舒张压降低。因此，老年人的脉压比年轻人要大一些。

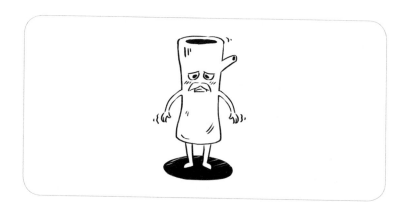

动脉血管的弹性变差，缓冲能力就会下降，如果因情绪过激或剧烈活动等引起血压突然上升，脉压明显增大，动脉血管壁承

受不住，就容易破裂出血。因此，脉压增大，常常预示着心、脑血管疾病的风险升高。当收缩压处在同一水平时，脉压更大的患者发生心、脑血管疾病的风险也会更高。

● 脉压过大怎么办?

如果发现脉压过大，可能需要调整降压药物。临床上，一般按照以下三步走:

首先，需要做一个全面的体检，排除其他引起脉压增大的疾病，比如，甲状腺功能亢进、主动脉瓣关闭不全、严重贫血、风湿性心脏病等等。

其次，还需要进行心电图、平板运动试验来观察是否存在心肌缺血。

最后，充分考虑患者的年龄和血压情况，循序渐进地调整降压药。

像老李这样年龄比较大的患者，舒张压不能过低，可以先减少降压药的服用剂量，密切监测血压情况，再依据血压数值进行调整。如果是收缩压过高，舒张压还在正常范围，也需要增加药物剂量或药物种类，达到目标血压后再采取维持剂量。

刘大夫说

血压指标中，我们除了关注收缩压和舒张压，还应该关注脉压。脉压等于收缩压减去舒张压，健康成人的脉压是 40 mmHg，脉压大于 60 mmHg 为脉压过大，脉压小于 30 mmHg 为脉压过小。

脉压反映了大动脉的弹性，若大动脉弹性减弱，脉压增大，患心、脑血管疾病的风险也增大。若发现脉压过大，应先排除其他疾病原因，再评估心肌缺血的情况，最后选择合适的降压药和药物剂量。

入夏了，你的血压低了

有患者问我："刘大夫，最近我在家里测的血压比以前低了不少，是不是可以停用降压药或者减点药量呢？"随着一天比一天热，患者自测的血压会出现降低到正常的迹象。因此，不少高血压患者疑惑：血压为什么会在夏季降低呢？高血压患者在夏季应当如何控制血压呢？下面我来详细说说。

血压的季节规律

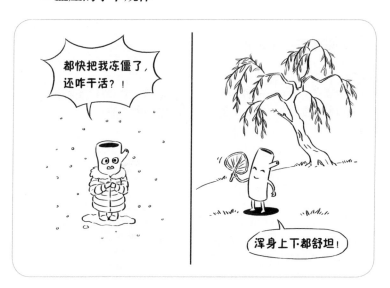

因为冬季天气寒冷，会刺激人体交感神经系统，从而出现呼吸加速、心跳加快、血管痉挛等反应，导致血压上升。而夏季天气炎热，体表血管容易扩张，血管阻力减小，血压会相应降低。而且夏季出汗多，饮水量不足，则会使血容量降低，也会使血压下降。这就是一到夏天，高血压患者的血压容易保持正常状态的原因。但这并不意味着一到夏天，大家就可以不吃降压药，"顺其自然"了。

因为夏季炎热，很多患者睡眠质量下降，容易造成自主神经紊乱，促使血管收缩，夜间血压升高；夏季经常使用空调，室内与室外温差过大，血管过度收缩、舒张，也容易造成血压波动。因此，夏季往往也是高血压患者病情加重，高血压并发症高发的季节。

◉ 夏季降压不能停

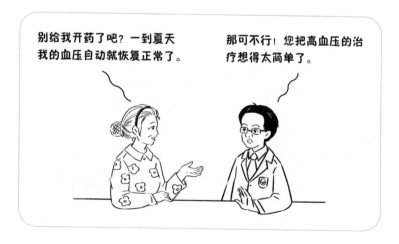

有些患者看自测血压有所下降，就自行停药或者减少药量，这是非常危险的！擅自停药或者不规律服药，会使血压忽高忽低，甚至导致心肌缺血，引发心肌梗死。所以，即使你自测血压比较低，只要在正常范围内，就不应该擅自停药。

到了夏季，高血压患者不仅应该规律服药，还要注意以下三个容易忽视却会升高血压的小问题：

第一，注意调节情绪。夏季天气闷热又潮湿，容易使人心情烦躁、紧张、焦虑，这些情绪也会导致血压升高，甚至引发心肌梗死、脑卒中。高血压患者要注意自我调节，遇到闷热的天气，尽量避暑纳凉。

第二，注意摄盐量。一到夏天，很多人觉得出汗多了，盐分也会跟着流失，做饭时就会多加点盐。而且夏季食欲下降，高盐的重口味食物也有增强食欲的作用，高血压患者容易无意中增加钠盐的摄入，导致血压升高。因此，即使在夏季，高血压患者仍要控制钠盐的摄入，最好每天不超过 3 克食用盐。

第三，注意睡眠质量。很多人在夏季睡眠质量较差，高血压患者若是失眠，第二天就会心率增快，血压升高。良好的睡眠有助于降低血压，睡眠差的患者可以找医生帮助调理，或者遵医嘱服用催眠药或助眠药，来提高睡眠质量。

刘大夫

　　进入夏季，血压由于温度的影响也有自然下降的趋势。但是夏季也存在导致血压波动的因素（如开空调，造成室内外温差大）。建议大家不要擅自停药或减量，可以根据自身的情况调整生活习惯。此外，也别忽视情绪、摄盐量和睡眠质量三个方面对血压的影响。

　　希望高血压患者都能血压平稳地度过夏季。

收缩压飙升到180 mmHg，小心高血压急症！

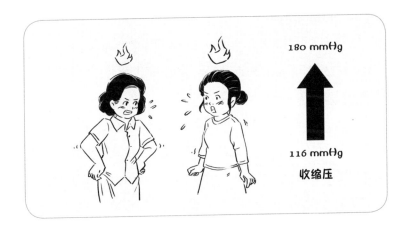

● 怎样才算高血压急症？

临床上，当高血压患者的血压在短时间内显著升高，超过180/120 mmHg（收缩压或舒张压，哪一个超过标准都算），并且出现心、脑、肾等重要器官的损伤，称为"高血压急症"。如果单纯血压明显升高，未出现心、脑、肾的损伤，称为"高血压亚急症"。

所谓"急症"，通常需要急救处理，因此，是否需要急救处理在于是否出现了心、脑、肾的损伤。这怎么判断呢?

我们可以从诱因和症状两个方面来判断:

首先,是否有诱因。在血压飙升之前是否有明显的诱因,比如,外伤/手术、情绪激动、过度劳累、服用了某些药物或毒品、大量喝酒等。如有诱因,可能是一过性的血压升高,去除诱因,密切观察血压情况即可。

其次,是否有症状。一般来说,高血压急症通常会出现一些明显的症状,如严重的头痛、眩晕、恶心、呕吐、心悸、呼吸不畅、胸痛、视力模糊、意识障碍等。

如果去除诱因,平静半小时后没有明显的症状,血压仍然超过 180/120 mmHg,应该是高血压亚急症,可以自行口服降压药或者到医院检查和治疗;若是出现上述明显的症状,无论血压是否超过 180/120 mmHg,应该高度怀疑高血压急症,需要马上拨打 120 送院急救。

患者血压升高之前有明显的情绪波动,但是没有明显的症状,应该先平静半小时,观察血压水平。如果血压仍高,应该口服降压药或者到医院治疗。服药治疗后也应密切观察血压变化,以便及时采取措施。

● 高血压急症有多急?

高血压急症,让人着急的不仅仅是血压水平,更重要的是这个血压对心、脑、肾等重要器官的损害,如高血压脑病、急性心肌梗死、不稳定型心绞痛、肺水肿和主动脉夹层等可怕的病症，这些病症将决定患者的预后。研究发现，严重的高血压急症患者在1年内的死亡率高达50%。

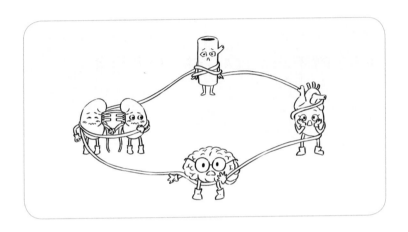

那么，高血压急症是否应该让血压快速降下来呢？并不是！在降低血压的同时，需要考虑对心、脑、肾这些器官的影响。一般情况下，在2小时内要使平均动脉压下降不超过25%，在2～6小时血压下降到160/100 mmHg，在1～2天将血压控制在正常范围。为了精确地降低血压，这个过程一般需要使用静脉降压药，也就是输液降压。

刘大夫说

当血压短时间内严重升高，超过180/120 mmHg时，应该从诱因和症状两个方面来判断是否伴有心、脑、肾的损伤，从而考虑为"高血压急症"或"高血压亚急症"。高血压急症病情凶险，需要及时抢救处理，而高血压亚急症可以通过自行口服降压药或者到医院检查治疗。但是，在血压稳定之前，需要做好血压监测。当然，对于高血压患者来说，规律服药，避免血压波动的诱因，才是减少高血压急症的关键。

妊娠高血压，威胁两条生命

高血压对患者自身的影响，大家应该很熟悉了。如果孕妇得了高血压却不重视，就有可能威胁两条生命的安全。

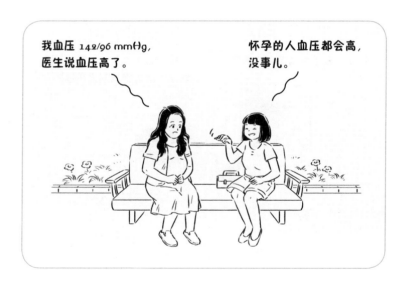

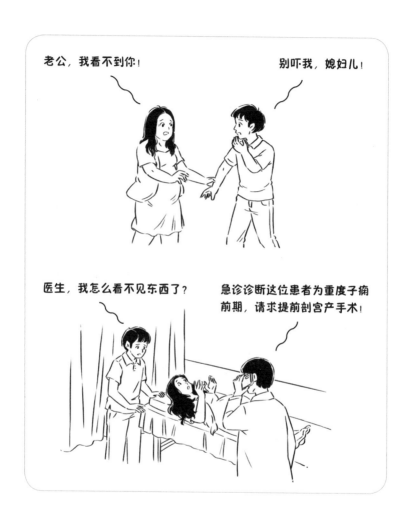

妊娠高血压是什么？

简单来说，妊娠高血压就是指妊娠和高血压（收缩压 ≥ 140 mmHg 和 / 或舒张压 ≥ 90 mmHg）同时并存。在我国，每 100 位孕妇，大概有 5 位患有妊娠高血压。而且调查发现，我国女性高血压患病率随年龄的增长而增高。事实上，我国孕产妇初次生育年龄已延迟到 26.2 岁（第六次人口普查数据），由此可推测我国妊娠高血压患者将会不断增多。

根据妊娠高血压的定义说明，一些患者在怀孕前就已经患上了高血压，而另一些患者在怀孕前血压正常，而怀孕后血压升高。这是为什么呢？

怀孕生产是女性的一个特殊生理时期，随着小宝宝的逐渐长大，孕妇的内分泌也会发生改变，并且对代谢和血液量的需求也随之增加，这会给孕妇的身体机能带来沉重的负担。

妊娠高血压的发病原因目前尚未明确，可能和胎盘缺血及孕妇免疫低下导致的胎盘功能障碍有关。另外，还可能受到家族遗传的影响。

● 妊娠高血压的危害

可能有人会疑问，只是血压升高而已，怎么会危及生命呢？

我先问个问题：你觉得本文病例中出现的子痫前期是否可怕？

研究表明，20%～50% 的慢性高血压孕妇会发展为子痫前期。子痫前期会导致孕妇呼吸、血液循环、肝功能、肾功能、凝血功能及神经机能的障碍，甚至发展为子痫，导致心力衰竭、脑卒中、昏迷等等，是导致孕产妇死亡的重要原因。妊娠高血压还会导致胎儿早产，升高胎儿死亡风险，甚至与胎儿先天畸形也相关。

妊娠高血压不仅在怀孕生产期间影响孕妇健康，还会影响孕妇未来的健康。研究发现，妊娠高血压与产后的急性心肌梗死、心力衰竭、脑卒中等疾病均有密切关系。

◉ 妊娠高血压诊断只需测 2 次

有人可能会问，妊娠高血压不就是怀孕加上普通高血压的诊断吗？

实际上，妊娠高血压的诊断限值与普通高血压一样，都是 140/90 mmHg。不过，妊娠高血压不用看非同一天测量 3 次的结果，只需要孕妇在 4 小时后复测血压，如果 2 次结果中血压均高于 140/90 mmHg，即可诊断为妊娠高血压。如果收缩压在 160 mmHg 以上，或舒张压在 110 mmHg 以上，属于重度高血压，间隔几分钟再复测即可诊断并应立刻采取措施。

如果怀疑是"白大衣高血压"、隐匿性高血压或者一过性高血压，需要进行 24 小时动态血压监测来评估；如果血压低于 140/90 mmHg，但是比基础血压升高 30/15 mmHg，虽然还不能诊断为妊娠高血压，但也需要密切观察，注意血压变化。

如果孕妇发现血压升高，即使在初期没有任何症状，也一定要进行正规治疗。如果出现头晕、头痛、水肿、眼花、恶心等症状，可能提示血压已经重度升高，必须尽快到医院诊治，不可任其发展。

● 妊娠高血压的治疗

没有高血压病史的孕妇也应该在每次产检时进行规范的血压测量，防范妊娠高血压。

如果已经诊断为妊娠高血压的孕产妇，需要进行规范的治疗，预防心、脑血管疾病、子痫前期等。治疗方法常常包括以下三个方面。

1. 生活方式

情绪放松，多休息。孕妇应保持心情舒畅，避免情绪紧张；生活规律，保证睡眠充足；有一定运动量；在饮食上要注意营养丰富、均衡；推荐每天食盐的摄入量在 6 g 以内。

2. 药物治疗

主要包括降压药物和防治子痫的药物。

当血压在 140/90 mmHg 以上，建议在生活方式干预的基础上加用对妊娠期较为安全的口服降压药物治疗。对于血压高于 160/110 mmHg，属于妊娠高血压急症的孕妇，需要产科住院治疗，必要时需要使用静脉降压药物治疗。

医生根据患者尿蛋白以及肾功能等情况判断是否出现子痫前期，并考虑使用硫酸镁或者其他药物进行预防和治疗。若患者合并其他疾病，应采取相应的药物治疗。

3. 密切监测

如果患者治疗后病情仍然严重，或出现严重的并发症及胎儿状态不稳定等情况，应由产科医生进行评估，适时终止妊娠。

孕妇本人和胎儿的安全是医生治疗妊娠高血压最为重要的目标，只有患者相信医生、配合治疗、及时反映病情变化，才能使治疗事半功倍。在此提醒大家，在妊娠期高血压的治疗过程中，切勿自行停药，血压大幅波动对胎儿的生长发育更为不利，还可能出现胎盘早剥等危及母儿生命的情况。

● 妊娠高血压爱找谁?

说起预防妊娠高血压，我们就不能不提到它的危险因素（表1-1）。如果你存在一些不可纠正的危险因素，说明你患妊娠高血压的风险比较高；如果你存在一些可以纠正的危险因素，那么把这些危险因素控制好，就可以使你的患病风险降低。

表 1-1　妊娠高血压的危险因素

不可纠正的因素	可纠正因素
1. 年龄 ≥ 35 岁 2. 遗传：有妊娠高血压疾病的家族史（尤其是母亲及姐妹） 3. 既往病史：妊娠高血压病史或者妊娠期糖尿病史 4. 孕前合并疾病：抗磷脂综合征、系统性红斑狼疮、肾病、高血压、糖尿病、睡眠呼吸暂停低通气综合征等 5. 初次妊娠：子痫前期更容易发生于无其他明显危险因素的初次健康妊娠者 6. 应用辅助生殖技术怀孕 7. 再次妊娠与上次妊娠间期 > 10 年	1. 肥胖：孕前 BMI > 28 2. 子宫张力过高：羊水过多、双胎、多胎、巨大胎儿及葡萄胎等 3. 情绪因素：孕期精神紧张、负面情绪 4. 膳食因素：低镁、低钙饮食

● 孕前评估不可少

要预防妊娠高血压，必须未雨绸缪，在备孕的时候就应该进行孕前血压评估。

如果没有高血压病史，而且血压、体重都正常、没有家族史或者怀孕禁忌，可以正常备孕；若有不可纠正的危险因素，应到产科进行孕前咨询；如果 BMI ≥ 24，或者血压在临界值范围（130 ～ 139/80 ～ 89 mmHg），可以考虑备孕，但需要采取严格的生活方式干预，如限盐、减重等。

如果存在高血压病史，需要进一步评估：

——如果已经出现冠心病等心、脑、肾等器官损害，应到高血压专科治疗；

——如果未出现靶器官损害，但血压在 140/90 mmHg 以上，应该改善生活方式或加用药物干预，使血压降低到 140/90 mmHg 以下才可以备孕；

——若血压在 160/90 mmHg 以上，则不建议备孕，应先控制好血压，3 ～ 6 个月后再重新评估。

● 孕期预防少不了

在整个怀孕期间，孕妇都应该做好妊娠高血压的预防措施，具体来说，包括以下四点：

1. 保持良好的心态：孕期应保持愉快的心情，避免长期处于紧张、烦躁、抑郁等不良情绪中。多参加医院相关的患教课程，了解生育常识，避免由于恐惧妊娠和分娩等导致的血压升高。

2.适度活动、合理作息：孕期应进行规律、适度的锻炼，合理安排休息，睡觉时尽量选择左侧卧位，以减少妊娠高血压的发生。

3.良好的饮食习惯：孕期注意荤素搭配、营养均衡，保证充足营养的供给。多吃富含蛋白质、维生素、微量元素的食物及新鲜蔬菜和水果，减少动物脂肪的摄入，避免食物过咸，少吃腌制食物。

4.药物预防：如有必要，经过医生评估后，可以通过服用药物预防妊娠高血压。

刘大夫说

当妊娠和高血压并存，称为妊娠高血压。该病在我国的发病率约为5%，是影响孕产妇健康和导致胎儿死亡的重要原因。如果孕妇发现血压升高，应该及早到妇产科或者心内科进行治疗，不可任其发展。产科医生会根据患者和胎儿的情况综合考虑，若有必要，应适时终止妊娠。建议女士们在评估妊娠高血压风险后再考虑备孕。

我都吃药了，怎么血压还高呢？

常常有高血压患者问我，已经服用了降压药，为什么血压还是高呢？其实，影响血压的原因有很多，比如，服用降压药的误区、特殊类型的高血压等。

本节就来说说哪些原因会让你服了降压药，血压还是不理想。

● 血压正常、没有症状就停药

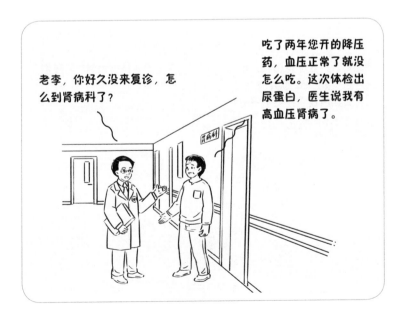

老李，你好久没来复诊，怎么到肾病科了？

吃了两年您开的降压药，血压正常了就没怎么吃。这次体检出尿蛋白，医生说我有高血压肾病了。

其实，老李服用降压药后血压恢复正常是药效的作用，并不是高血压本身治好了。另外，血压水平的高低和症状没有必然联系，有些患者血压稍高却症状明显，而有些患者血压很高却没有症状。

高血压患者通常需要终生服用降压药，如果贸然停药，血压会再次升高。血压波动过大，对心、脑、肾的损害更严重。

建议：服用降压药使血压达标后维持治疗，若药物剂量和种类较多，可以在医生的指导下谨慎地逐渐减少。需要注意的是，患者需要严格坚持健康的生活方式，而且在减药过程中，必须密切监测血压变化。

◎ 频繁更换药物

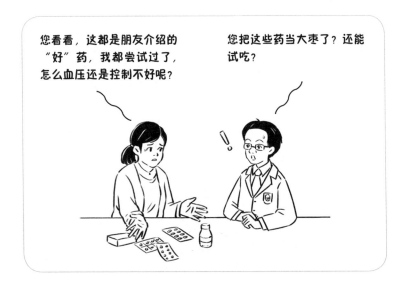

其实，任何药物的起效都需要一个过程，降压效果也不能求快，平稳下降才是最好的。一般来说，从开始服药到血压控制平稳，大概需要 1 周左右，如果自作主张把降压药换来换去，会导致血压波动，血压长期控制不理想。

建议： 由于每个人的病情不同，医生选择的降压药往往是最适合你自身情况的药物，所以大家要按照医嘱服药。医生可能需要通过几次诊治，才能摸索出可以良好控制血压的最佳剂量，若自行频繁换药会影响治疗效果。

◎ 用药时间不对

人体存在生物钟，血压波动也有时间规律，大部分高血压患者晚上血压比较低，而早晨的血压比较高，从动态血压图来看，就像个"杓子"一样，我们称为"杓型高血压"。因此，我们常常建议高血压患者起床后的第一件事就是吃降压药，以降低清晨的血压高峰，避免发生心、脑血管疾病。

但是，凡事都有例外。

比如，患者老张由于血压控制不理想，进行了 24 小时动态血压监测。结果发现，老张在夜间的血压比较高，白天的血压反而相对低一些。他的 24 小时动态血压图上的"杓子"是反过来的，称为"反杓型高血压"。根据老张的情况，让他把降压药调整到晚上睡觉前服用，血压很快就控制达标了。

建议： 如果已经按照医嘱服用了降压药，血压还是控制不理想，可以进行 24 小时动态血压监测，根据血压的情况来调整服药时间，这样更有利于控制血压。

血压高，原来因为肾动脉狭窄

68 岁的老李患有冠心病、高血压很多年了，之前一直控制得很好，可是最近血压突然升高得很厉害，有时候舒张压都能到 110 mmHg（正常为 60 ~ 90 mmHg），还出现头晕、头痛等症状，于是老李来到我的门诊咨询："我一直按照医嘱来服药，怎么血压突然就高了呢？"

老李做的血、尿化验结果提示，肾功能受损。考虑到老李患有冠心病，这次突发血压升高，我怀疑可能是肾动脉狭窄引起的，建议他住院做进一步检查。果不其然，随后进行的肾动脉超声检查证实了我的判断。

原来，老李这次血压突然急剧升高，是因为肾动脉狭窄。具体来说，是肾动脉粥样硬化造成了肾动脉狭窄，减少了肾脏的供血，引起肾脏内血压下降，这样就会刺激身体分泌更多升高血压的物质——血管紧张素 II 和醛固酮，导致血压急剧升高。

继发性高血压，在高血压患者中占比不高，只有 5% 左右。但是，由肾动脉狭窄导致的继发性高血压就占所有高血压患者的 1% ~ 3%。而且研究发现，我国住院的老年高血压患者中，超过 2/3 的继发性高血压是肾动脉狭窄导致的。因此，由肾动脉狭窄引发的继发性高血压老年患者在临床上并不少见。

一、老人继发性高血压有什么症状？

当血压急剧升高，患者常常会出现头痛、头晕、心悸等症状，那么，继发性高血压是否也有特殊的临床表现呢？

有。如果老年人出现以下情况，就需要到心内科就诊排除继发性高血压了。

1. 血压在短时间内突然升高。

2. 原本血压正常的人出现明显的血压升高，或者原有高血压突然加重。

3. 应用多种降压药物后血压仍难以控制。

二、肾动脉狭窄引起的高血压怎么治？

如果确诊为肾动脉狭窄引起血压升高，降压药物仍然是基础的治疗措施。对于这些患者来说，地平类降压药是安全、有效的药物。对合适的患者，也可以针对性地使用普利类或者沙坦类降压药。

如果肾动脉狭窄严重，出现血压控制不良、肾萎缩或者肾功能减退，可以考虑进行介入手术，在肾动脉植入支架。

可能有人疑问，还有其他因素会影响血压吗？确实还真有。

● 盐敏感性高血压

最近周女士觉得很奇怪，医生给她换过药，现同时用两种降压药，并遵医嘱服药，可血压还是控制不好，尤其在饭后血压波动很大。周女士因此来到了我的门诊，待查看了她的病情记录和用药经过，可以排除继发性高血压，而她已经进行联合药物治疗了，为什么血压会波动呢？因此，我打算从生活方式上看看有没有诱发因素。

我问周女士："平时吃饭做菜咸味重吗？"

周女士回答说："咸味不重，我不怎么放盐，盐不是会升高血压吗！"

这时候，她的儿子却插话道："刘大夫，我妈平时做饭确实不爱放盐，但是她特别爱放酱油，我吃着挺咸的，我妈却说正好。"

没想到，还真找到了蛛丝马迹。

于是，我让周女士先去做一个"急性盐负荷试验"，这个试验需要在空腹状态下，半小时内喝下 1000 mL 生理盐水，然后在半小时和 2 小时后测量血压。之后再服用利尿剂排钠，服药 2 小时后再次测量血压。根据测量的血压数值来评估患者是否对盐敏感。

试验结果证实，周女士在盐负荷后血压明显升高，属于盐敏感者，这种高血压称为"盐敏感性高血压"。

周女士很不解，她问："我吃盐不多，为什么还会导致血压升高呢？"

我们常说盐会导致血压升高，是因为盐里面的钠，如果我们吃进去过多的钠，血管渗透压高，会导致体内的水分排出减少，血容量增大，从而使血压升高。另外，体内的钠增多了，还会激活人体升高血压的内分泌系统，导致血压升高。

　　而钠的摄入量，不仅看用盐的多少，像酱油、豆瓣酱这些调味品含钠量也很高。我找了一个酱油的营养成分表给周女士看。酱油一般按每份 15 mL 来计算营养成分，从商家标注的营养成分表看，15 mL 酱油所含的钠为 56%，即摄入 15 mL 酱油就摄入人体全天所需钠的一半了。因此，高血压患者在烹调时也不能多放这类调味品。

　　周女士又问："得了盐敏感性高血压怎么办呢？"

　　既然根源找到了，首先要去除诱因，就是限盐。实际上，大约有一半的高血压患者为盐敏感性高血压。如果每天摄入 3 ～ 6 g 盐，也就是 1 ～ 2 g 钠，可以显著降低高血压患者心血管疾病的风险。

　　其次，使用适当的降压药对盐敏感患者的血压控制十分关键。对于摄入高盐的患者来说，可以使用噻嗪类利尿剂联合普利类或沙坦类降压药进行治疗。

✿ 心理造成的血压升高

　　人体真的很奇妙，面对相同的事情，不同的人会出现不同的情绪，而这些属于心理范畴的情绪还会影响我们的生理系统。比如，情绪过度还可能诱发疾病或者加重病情。

　　一天我出门诊，周阿姨的女儿拉着她来就诊。据她女儿讲述，62 岁的周阿姨患有高血压将近 5 年了，最近几周血压波动挺大，有时候血压能达到 170/110 mmHg，而且还出现了头痛、失眠。

周阿姨平时服药很认真，不知道为什么血压还是这么高。我观察到，在她女儿的叙述过程中，周阿姨都很沉默，对我的提问，她也只用只言片语来回答。

随后，我又问了几个关于情绪方面的问题。依我看，周阿姨的回答很符合抑郁的表现：情绪低落、兴趣缺乏、对自己的病情感到悲观。

趁着周阿姨去做检查的时候，我问她女儿，周阿姨出现这些症状之前是不是遇到了什么事。她女儿回想了一下说，前一阵周阿姨有个很要好的朋友患病去世了，从那时候起就很悲伤，家人很担心，便带她出去旅游了几天，觉得她的心情好多了，就是话比之前少了，总体看着还算平静。

她女儿问我："血压控制不好，跟心理还有关系吗？"

有关系。当我们遇到挫折出现悲恸、焦虑、抑郁、紧张、恐惧等情绪，身体会出现应激反应，导致体内分泌升高血压的物质。

周阿姨接受了心理评估，结果诊断她患有中度抑郁和轻度焦虑。于是我和周阿姨认真地谈了谈心，让她不用过度担心，同时放松情绪，为她调整了降压药，还给她开具了改善睡眠的药物。

周阿姨第二次来就诊，情绪明显好多了，她记录的血压波动也减少了。在后面的几次诊疗中，周阿姨慢慢地愿意跟我闲聊。原来周阿姨是一位退休教师，性格挺倔强的，好友的去世对她打击很大，于是出现了一些负面情绪。

后来，周阿姨的血压逐渐达标了，性格也开朗了很多。我知

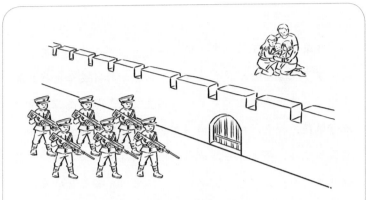

第二次世界大战期间，苏联的列宁格勒（俄罗斯圣彼得堡的前称）被德国军队包围了 3 年，被困城中的居民长期处于紧张、焦虑和抑郁的情绪中，高血压发病率从战前的 4% 上升到 64%。

道她终于放下了心结，重新积极地面对生活。

我国调查发现，高血压合并焦虑或者抑郁的患者并不少见，患病率分别为 11.6%～38.5% 和 5.7%～15.8%，这些情绪会导致睡眠紊乱等，还可能导致一些激素水平紊乱，使血压升高。而高血压也会使焦虑和抑郁加重，二者互相影响。

在治疗时，需要重视患者的睡眠管理，采取心理疏导和药物相结合的方式进行治疗，建议患者多参加社会活动，适当增加运动，管理好情绪，最终达到控制血压的目的。

刘大夫说

　　临床上很多高血压患者进行单药治疗不能使血压达标，这时候，联合治疗就是首选方法。联合治疗可发挥更好的降压作用，并且能减少单药治疗的不良反应。如果高血压患者规律服药，但血压控制得仍不理想，除了药物因素和继发性高血压之外，还可能是其他一些因素所导致。如果患者是盐敏感性高血压，首先，需要调整生活方式，每天盐摄入应该在 3 ~ 6 g；其次，应选择合适的降压药进行治疗。如果高血压合并心理障碍，通过调整生活方式、心理疏导和药物治疗，多数患者能够改善情绪、稳定控制血压。

咳嗽不能让"普利"背锅

⚫ "普利"是个啥？

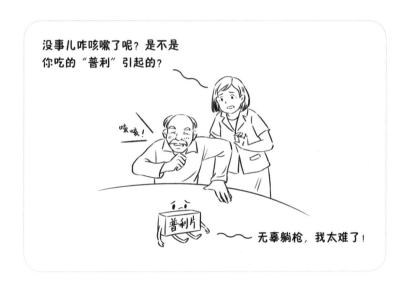

没事儿咋咳嗽了呢？是不是
你吃的"普利"引起的？

咳咳！

普利片

无辜躺枪，我太难了！

普利类降压药，是临床常用的经典降压药种类之一，属于"血管紧张素转化酶抑制剂"这一大类。这类药物有很多种，它们的药品名称后缀都是"普利"，如培哚普利、贝那普利、福辛普利、卡托普利、依那普利、赖诺普利、雷米普利等，所以也俗称为普利类降压药。

由于普利类降压药抑制了血管紧张素转换酶的活性，导致激肽类物质在组织中积聚。其中的缓激肽可能会诱发咳嗽，因此，服用普利类降压药后常出现干咳、咽痒等不良反应。

"普利"背黑锅了吗?

最近发布的一项大型研究为普利类降压药"申辩"。这项研究汇总分析了既往 22 项相关研究中超过 6 万名心血管疾病患者的数据。结果显示，服用普利类降压药而且出现咳嗽的患者中，只有大约 1/3 的咳嗽是由于该药引起的。换句话说，有 2/3 的咳嗽，普利类降压药只是"背了黑锅"。

那么，普利类降压药是替"谁"背了黑锅呢? 研究中，比起高血压和冠心病患者，心力衰竭患者服用普利类降压药或安慰剂后咳嗽的发生率更高，而这些心力衰竭患者多合并慢性阻塞性肺疾病及吸烟习惯。研究者推测，咳嗽可能与慢性阻塞性肺疾病和吸烟有关。

吃普利类降压药后咳嗽，怎么办?

普利类降压药除了能达到降压效果之外，对心、脑、肾还有显著的保护作用。因此，当患者服用普利类药物出现咳嗽时，应充分考虑并排除咳嗽的其他原因，如心力衰竭、慢性阻塞性肺疾病和吸烟等，而不是立刻撤换普利类降压药。另外，可以考虑在咳嗽症状消除后再次应用普利类降压药来明确咳嗽的原因。

如果患者确实由于服用了普利类降压药才出现持续不能耐受的咳嗽，应该考虑更换其他降压药。

刘大夫说

普利类降压药是一类经典、疗效出众且安全的药物。虽然它们会导致干咳，但并不是所有的咳嗽都因为服用了普利类降压药。同时，我们也不能因此否定普利类降压药在心血管疾病中良好的治疗效果。如果服用普利类降压药后出现咳嗽，应该先排除其他原因再考虑撤换该药。

要知道，咳嗽原因何其多，莫让"普利"来背锅。

血压高，有时可以不吃药

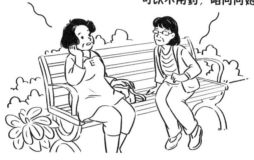

真不知道我这血压怎么办好！社区医院让我吃降压药，可我真不想一辈子吃药。

你血压也没有很高吧？前面跳舞的赵姐得了高血压就没吃药，好像说是 1 级高血压可以不用药，咱问问她去。

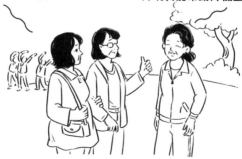

赵姐，你跳舞跳得真好啊！是不是因为你爱跳舞所以得了高血压不用吃药啊？

你还真说对了，医生说我跳舞确实能帮助降低血压呢！

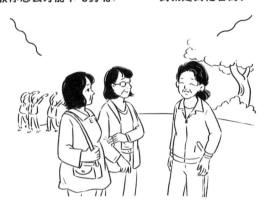

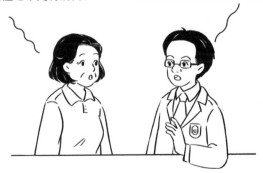

用降压药的人很多，只有少数人会出现轻微的不良反应，对这些患者来说，不用药的风险更大。

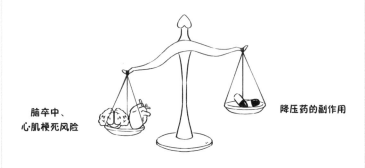

脑卒中、
心肌梗死风险

降压药的副作用

刘大夫，您的意思是降压治疗除了用药还有其他方法吗？

没错！在用药之前，要评估心血管疾病风险，如果风险较低，可以考虑先不使用降压药。

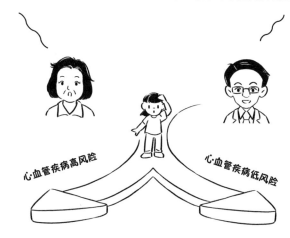

心血管疾病高风险

心血管疾病低风险

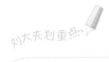
刘大夫划重点

同时符合以下 3 个条件的患者可以先不用降压药。

1. 血压只是轻度升高。未服药的情况下，收缩压 < 160 mmHg 而且舒张压 < 100 mmHg。

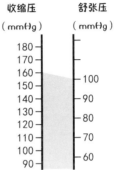

收缩压 （mmHg）	舒张压 （mmHg）
180	
170	
160	100
150	90
140	
130	80
120	
110	70
100	
90	60

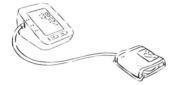

2. 只有 2 个或 2 个以下的危险因素。

年龄大

吸烟

高血糖

高血脂

心血管家族史

3、没有心、脑、肾等器官或血管疾病。

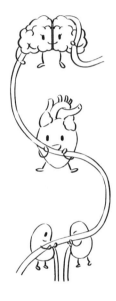

现在看，这3个方面你都符合。

真的吗？意思是我可以不用吃降压药？

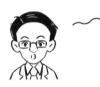

☑ 血压只是轻度升高
☑ 危险因素较少
☑ 没有心、脑、肾等器官或血管疾病

虽然可以先不吃降压药，但是不等于不管血压。你还是要通过健康的生活方式来降低血压。

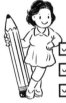

暂时不用降压药 ≠ 放任不管

那都有哪些方面需要注意呢？

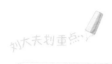

刘大夫划重点

1. 有助于降压的健康生活方式。

少吃盐
< 6 克 /（人·天）≈ 1 啤酒瓶盖

少喝含糖饮料

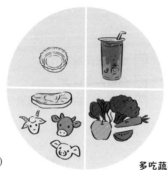

少摄入红肉
（猪、牛、羊肉）

多吃蔬菜、水果

彻底戒烟、不喝酒

规律作息

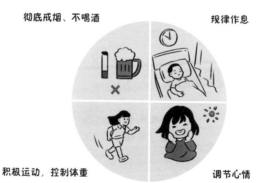

积极运动，控制体重

调节心情

2. 监测血压。

每周监测 2 ~ 3 天，每天在早饭前和睡前测量。

3 个月后，若家庭自测收缩压 ≥ 135 mmHg，或者舒张压 ≥ 85 mmHg，需重新评估是否开始降压药治疗。

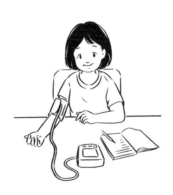

刘大夫，我明白了，因为我的血压不算高，而且心·血管疾病风险比较低，可以先不吃药，不过也要坚持健康的生活方式和监测血压，如果 3 个月后血压还是降不下来，可能需要吃降压药。

你理解得很到位！

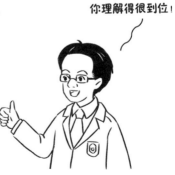

继发性高血压可以治愈

看到这个标题，大家是否感觉有些振奋？是的，确实有些高血压可以治愈。

可能有人会疑问，之前说过"原发性高血压是不能治愈的"，这不是自相矛盾吗？这个疑问正好问到点子上了，我要给你点个赞。

目前，原发性高血压确实不能治愈，能被治愈的高血压，并不属于原发性高血压，而是由于某些疾病导致的血压升高。这些病因要是治好了，血压也会随之下降或恢复正常，医学上将这样的高血压称之为"继发性高血压"或者"症状性高血压"。

继发性高血压大约占所有高血压的 5%，别看占比小还能治愈，但继发性高血压患者人数可不少，而且容易误诊，常常在发生恶性高血压之后才被发现。因此，继发性高血压的危害比原发性高血压还要大。所以，无论是医生还是患者，心里都要有一根弦，要考虑继发性高血压的可能性。

继发性高血压的病因

可以引起继发性高血压的疾病有很多，如果你患有以下四种疾病，就需要注意是否伴有高血压了。

第一种，肾脏疾病。肾小球肾炎、慢性肾盂肾炎、肾动脉狭窄等多种肾脏疾病都可能导致血压升高。

第二种，内分泌系统疾病。一些由于内分泌失调造成的疾病也会升高血压，如原发性醛固酮增多症、嗜铬细胞瘤、皮质醇增多症、甲状腺功能亢进或减退等等。

第三种，心血管疾病。主动脉瓣关闭不全、主动脉缩窄等心血管疾病会表现为血压升高。

第四种，其他疾病。如阻塞性睡眠呼吸暂停、脑肿瘤、脑外伤等疾病也会造成血压升高。另外，还有药物因素，如使用糖皮质激素等。

继发性高血压筛查

如果患者已经明确有以上疾病，同时也有血压升高，就比较容易诊断继发性高血压。但是在临床中，往往是先发现血压升高。因此，建议对新诊断的高血压患者进行常见的继发性高血压筛查，对可疑患者进行全面详尽的筛查，必要时建议患者到相应的肾病、内分泌等专科进行就诊。

可疑患者包括：

——中、重度血压升高的年轻患者；

——出现可疑症状、体征或检查结果的患者，如左右手脉搏搏动不对称等；

——降压药联合治疗效果差，或者治疗过程中血压从稳定状态突然明显升高的患者；

——恶性高血压患者。

刘大夫说

由于某些疾病而导致的血压异常升高，称为继发性高血压。当原发病被治愈，继发性高血压也可能被治愈。若患有肾脏疾病、内分泌系统疾病的患者需要注意血压，若近期血压明显升高，降压药联合治疗效果也比较差时，需要考虑继发性高血压的可能。继发性高血压的病因比较多，症状也比较隐匿，因此比原发性高血压的危害还要大。

高血压患者适合哪些运动?

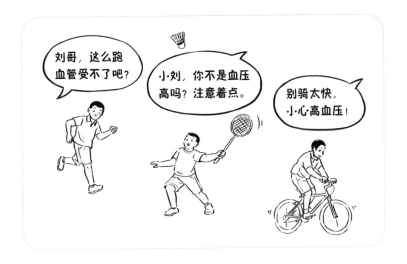

得了高血压还能不能做运动呢? 运动的时候血压会升高, 那么是否会使高血压恶化?

我的回答是: 高血压患者当然可以运动!

从表面看, 运动可能使血压短暂升高, 但是很多研究证实, 规律运动的降压作用堪比一线降压药。比如, 有氧运动可使血压下降 5 ~ 7 mmHg。阻抗运动可以降低血压 2 ~ 3 mmHg。不仅如此, 运动还能使患者的心血管疾病风险降低 20% ~ 30%。

高血压患者，可以做哪些运动？

虽然运动很有好处，但是我们也不建议高血压患者去健身房做高强度运动。那么问题来了，高血压患者可以做哪些运动呢？多长时间做一次运动？运动的强度该是怎样的？下面我为大家一一解答。

一、高血压患者可以做哪些运动呢？

其实，高血压患者在运动类型上没有禁忌，只要是你喜欢、安全、自己有把握的运动，都可以参加。比如，快走、慢跑、骑自行车、跳广场舞、健身操、登山等有氧运动。每周还可以适当增加一些力量训练，如俯卧撑、平板支撑等等。

二、高血压患者应该多长时间做一次运动？

建议高血压患者的运动频率和正常人是一样的：每周至少运动 3～5 次，每次 30 分钟以上中等强度的有氧运动，最好坚持每天都运动。

三、高血压患者的运动强度该是怎样的？

我们所说的中等强度的有氧运动会使心跳稍微加快，微微出汗，自我感觉有点累，在运动中呼吸频率加快，可能微喘，能够与人交谈，但不能唱歌。按步速来看，大概是每分钟 120 步；按照心率来看，大概达到（170－年龄）这个数值。而且，运动后休息 10 分钟左右，呼吸和心率就能够恢复到正常或者接近正常，若不能恢复，则说明运动强度过大。

高血压患者运动，有哪些注意事项？

我们鼓励高血压患者多运动，但我们更提倡科学运动。高血压患者运动时，应该注意以下 4 个方面：

1. 血压过高别运动：当安静时血压超过 180/110 mmHg，不宜进行中等或中等以上强度的运动。

2. 挑选运动时间：高血压患者清晨血压常处于比较高的水平，因此，最好选择下午或傍晚进行锻炼。

3. 运动热身与放松：在进入正式运动前，应该做 5～10 分钟的热身运动，可以防止受伤；在运动后，也不要马上停下来，可以放慢运动，或者做些放松运动。

4. 注意身体症状：在运动过程中，应密切留意自己的感受。如果出现呼吸急促、心跳过快或不规则，应放慢速度或者休息；如果感到胸痛、无力、头晕、下颌或手臂等部位疼痛，应马上停止运动，并且尽快就医。

刘大夫说

高血压患者可以进行运动，也应该进行运动，运动降低血压的作用堪比一线降压药物。对高血压患者来说，运动类型没有特殊要求，建议每周至少进行 3～5 次，每次 30 分钟以上中等强度的有氧运动。

高血压患者在运动前，应了解血压情况，最好在下午或者傍晚运动，运动前后要注意热身和放松，如果出现不适要采取应对措施。

体育强则中国强，从我做起，推动全民健身，促进健康中国。

血脂水平，能预测你后 30 年的心血管疾病风险！

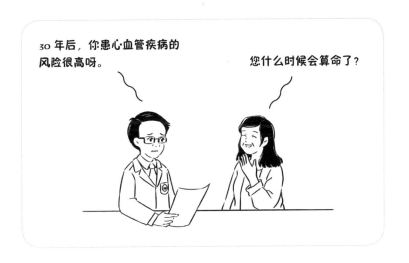

　　中国有句古语"3 岁看大"，是指从 3 岁孩子的心理特点、个性倾向雏形，就能看到这个孩子青少年时期的心理与个性形象，这是有一定科学性的。同理，"三十看老"也有一定的道理。

　　在《柳叶刀》（Lancet）发表的一项大型研究发现，在 30 岁或者更年轻时的血脂水平，能够预测后 30 年的心血管疾病风险。

　　这项研究汇总了来自欧洲、澳大利亚和北美的 38 项研究，收集了近 40 万例 40 ～ 60 岁人群的数据。这些人在研究开始时没有心血管疾病，在平均 13.5 年的随访期间，观察非高密度脂蛋白胆固醇（non-HDL-C）水平和冠心病或脑卒中之间的关系。

非高密度脂蛋白胆固醇，是指除高密度脂蛋白胆固醇（HDL-C）以外的其他脂蛋白胆固醇的总和，主要包括：低密度脂蛋白胆固醇和极低密度脂蛋白胆固醇。临床上可以通过总胆固醇数值减去高密度脂蛋白胆固醇数值来计算。

研究结果发现，随着非高密度脂蛋白胆固醇水平的降低，发生心血管疾病的风险也降低，而非高密度脂蛋白胆固醇水平最低（2.6 mmol/L 以下）的人群，发生心血管疾病风险也最低。

年轻时血脂越高，年老时风险越大

研究者还把这些人的数据做成模型，估算 35 ～ 70 岁各个年龄组人群在 75 岁发生心血管疾病的风险。结果发现，45 岁以下人群的长期心血管疾病的风险最高。

比如，一位 45 岁以下的女性，非高密度脂蛋白胆固醇水平为 3.7 ～ 4.8 mmol/L，并且，至少有另外两个心血管疾病危险因素（如吸烟、糖尿病、肥胖、高血压等），估算出该年龄女性在 75 岁发生心血管疾病的可能性为 16%。也就是说，具有这些特征的 100 名女性中，有 16 名预计在 75 岁时会发生心血管疾病。而具有相同特征的 60 岁或以上的女性，风险则为 12%。

越早控制血脂，风险降低越多

研究者通过降脂治疗来降低心血管疾病风险的作用也做了估

算。若将非高密度脂蛋白胆固醇水平降低一半，会使所有年龄组人群在 75 岁时的心血管疾病风险降低 30%～90%。而且，越年轻控制血脂，风险降低得越多。

还是用上面的例子，如果这位 45 岁以下的女性将非高密度脂蛋白胆固醇水平降低一半，那么，她在 75 岁时发生心血管疾病的可能性就会从 16% 降至 4%。

而 60 岁或以上的女性，如果将非高密度脂蛋白胆固醇水平降低一半，她的长期风险则从 12% 降至 6%。

虽然，这项研究只是基于发达国家具有欧洲血统的人群，不代表适用于其他种族人群，而且，有可能高估了降脂治疗的作用。但是，研究中指出的非高密度脂蛋白胆固醇水平对终身心血管疾病风险的预测是值得借鉴的。

我建议，在 25 岁时就应该了解自己的血脂水平，并且尽早对过高的血脂进行治疗。

刘大夫说

最新研究发现，年轻时的血脂水平能够预测后 30 年的心血管疾病风险。和年龄更大的人群相比，45 岁以下人群的血脂水平与长期心血管疾病风险升高更为相关。建议大家在年轻时就要了解自己的血脂水平，如果过高，应积极进行治疗和控制。

吃不吃降脂药，看心血管疾病风险的高低

老伴儿，你看看我这血脂化验单，是不是没有向上的箭头？我这血脂正常啦？

我看看，还真是没有向上的箭头，连这个数都跟我一样。那我们是不是都不用吃降脂药了？走，咱赶紧问问刘大夫去。

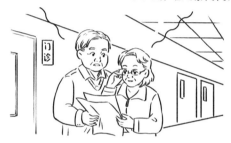

刘大夫，您先给我看看这化验单，血脂应该没有异常，我是不是不用吃降脂药了？

老高，虽然这化验单上面没有向上的箭头，但是你的血脂还得再控制控制，降脂药呢，也要继续用。

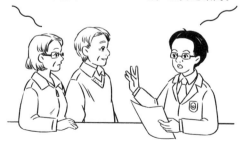

刘大夫，这是为什么呢？

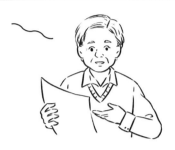

检验报告单

姓名：老高		性别：男	
年龄：68岁		科室：心内科	
代号	项目	结果	参考值
……	……	……	……
……	……	……	……
HDL-C	高密度脂蛋白胆固醇	1.80	0.78～2.00 mmol/L
LDL-C	低密度脂蛋白胆固醇	2.90	2.06～3.10 mmol/L
……	……	……	……

是这样的，化验单上标出的范围是给健康成人的参考标准，而冠心病患者的血脂要控制得更严格，"低密度脂蛋白胆固醇"（LDL-C）需要控制在 1.8 mmol/L（70 mg/dL）以下。

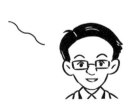

刘大夫，也请您看看我的化验单，有一项胆固醇还低了，我没有冠心病，算不算血脂正常呢？

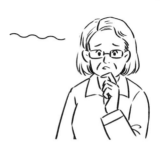

检验报告单

姓名：老高老伴　　　　　　　性别：女

年龄：65岁　　　　　　　　科室：心内科

代号	项目	结果	参考值
……	……	……	……
……	……	……	……
HDL-C	高密度脂蛋白胆固醇	0.57 ↓	0.78~2.00 mmol/L
LDL-C	低密度脂蛋白胆固醇	2.90	2.06~3.10 mmol/L
……	……	……	……

虽然您没有冠心病，但是有高血压，高密度脂蛋白胆固醇（HDL-C）也偏低，加上年龄因素，LDL-C的目标范围应控制在 2.6 mmol/L（100 mg/d）以下。

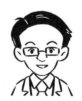

又有高密度又有低密度，这有什么不同呢？

这个低密度脂蛋白胆固醇，我们认为它是个坏胆固醇，而高密度脂蛋白胆固醇，是个好胆固醇。研究发现，血液里坏胆固醇太多、好胆固醇太少，就会引起动脉粥样硬化、冠心病等一系列病症。

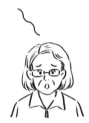

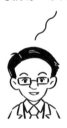

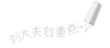

刘大夫划重点

人体内的胆固醇源于饮食摄入和肝脏生产，过多的坏胆固醇成为粥样斑块的"原材料"，好胆固醇则负责把血液里多余的胆固醇搬运回肝脏进行分解，并排出体外。

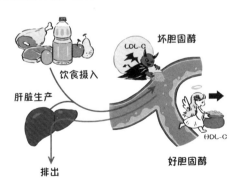

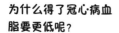

为什么得了冠心病血脂要更低呢？

因为你已经患有冠心病，发生严重心血管疾病的风险就比较高，比如急性心肌梗死。研究发现，更低的LDL-C可以使这个风险降低。

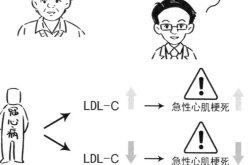

LDL-C ↑ → 急性心肌梗死 ↑

LDL-C ↓ → 急性心肌梗死 ↓

这是因为你们的心血管疾病风险不同，老高已经患有冠心病，离急性心肌梗死就只有一步之遥。严格降脂就是为了阻止和减缓急性心肌梗死的发生。

我和老高血脂的目标为啥还不一样呢？

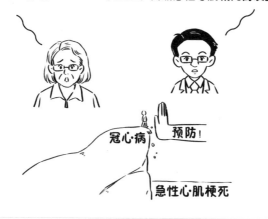

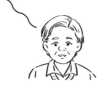

而你呢，还没有患上冠心病，只是有一些危险因素，控制血脂的主要目的就是预防发生冠心病，所以血脂目标达到理想水平就可以，不用像老高这么严格。

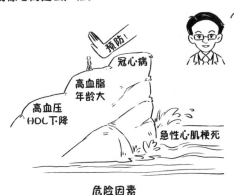

危险因素

刘大夫划重点……

评估心血管疾病风险主要包括以下六项，危险因素越多，心血管疾病风险越高。

糖尿病　　　　吸烟　　　　男性 ≥ 45 岁
　　　　　　　　　　　　　女性 ≥ 55 岁

  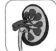

高血压　　　　高血脂　　　慢性肾脏疾病

一般来说，降脂治疗 1~2 个月，就能使冠心病患者的血脂控制达标，但是前面也提到，体内大部分血脂是由肝脏产生的，即使血脂当时达标，也需要长期服药来维持。

哦，明白了，那我和老高要是把血脂控制到达标是不是就能停药了呢？

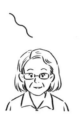

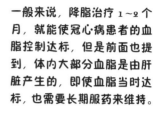

药不能停~

原来是这样，所以像我这样的冠心病患者不能随便停用降脂药。

是的，对抗心血管疾病是一场持久战，降脂药得长期吃。不过，也需要定期检查肝、肾功能，看看有没有不良反应。

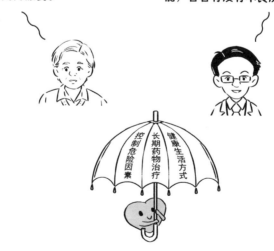

刘大夫划重点

降脂药除了能降低 LDL-C，还能稳定动脉粥样硬化斑块，避免斑块破裂导致急性心肌梗死，因此能降低急性心肌梗死的风险。

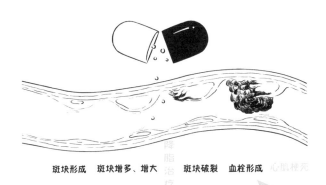

斑块形成　斑块增多、增大　斑块破裂　血栓形成　心肌梗死

　　总之，慢性疾病患者不能只看血脂化验上的单个箭头来决定是否用药，应该根据心血管疾病风险来判断。危险因素越多，风险越高，血脂就需要控制得越严格。心血管疾病风险较高的人群需要长期进行降脂治疗。

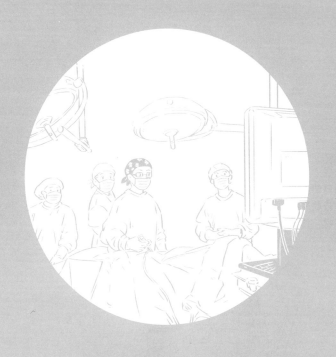

第二章

冠心病和心肌梗死，救治刻不容缓

患了冠心病，该不该做手术？

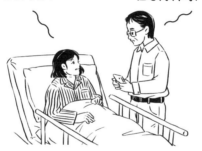

医生刚才的意思是，我做支架或者搭桥都行，可为啥不能吃药呢？你说咋办？

咱也不了解，要不打电话问问你的老同学健哥？他不就在心内科吗？

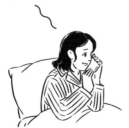

喂，健哥啊，我得了冠心病，医生让我选择做支架或者做搭桥，你说就不能吃药解决吗？

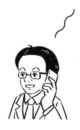

老梁，我看到你发的资料了，你这冠心病有点严重，只吃药的话力度还不够，现在做手术是更好的选择。

健哥，说起做手术我还真怕动刀子，真的没有方法了吗？

老梁，不用担心，这两种手术的技术已经很成熟了。治疗冠心病，目前主要就是这两种手术和药物 3 种方法。

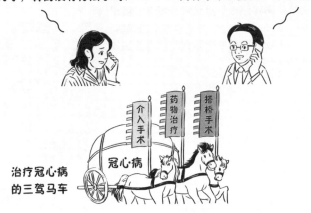

治疗冠心病的三驾马车

健哥，这 3 种方法哪个最好呢？

俗话说得好："没有最好，只有更好！"对于不同的人，"最好"的标准是不同的。

你吃药就行　你得做手术了

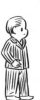

刘大夫划重点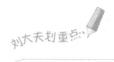

先来了解一下冠心病。它是由于冠状动脉发生动脉粥样硬化引起狭窄或阻塞，造成心肌缺血、缺氧、坏死，从而导致心脏疾病。所以，在冠心病的各个阶段，治疗目的和方法也不一样。

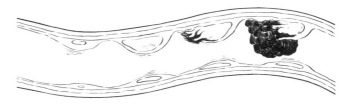

粥样斑块形成 → 斑块增多、增大 → 斑块破裂 → 血栓形成 → 心肌梗死

预防 药物治疗	阻止进展 药物治疗	紧急治疗 手术治疗
调 整	生 活	方 式

原来是这样，请健哥给我详细介绍一下吧。

如果把这三种治疗比作三种武功，那么介入手术像是一种"内功"，因为它是在冠状动脉血管里面进行治疗的。

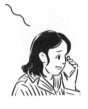
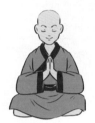
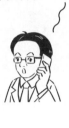

冠脉介入手术——内功

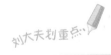

冠脉介入治疗，就是通过手腕或者大腿根部血管的一个很小的切口，把球囊或者冠脉支架送到冠状动脉血管病变的地方，对这个病变进行扩张和支撑，这样血流就可以畅通无阻，缓解心脏因为缺血而出现的症状。

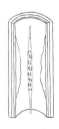
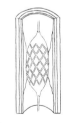
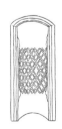

导管运输 ➡ 支架释放过程 ➡ 支架释放完毕

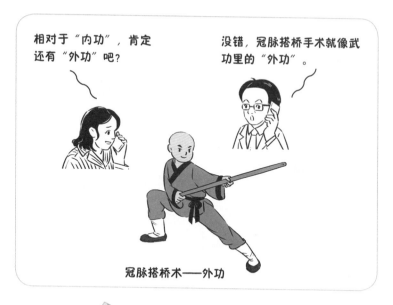

冠脉搭桥术——外功

刘大夫划重点

冠脉搭桥手术，就是从患者的腿上或其他部位取出一条血管，像"桥"一样连接堵塞血管的两端，血液就能通过这座桥供应到心脏缺血的部位了！

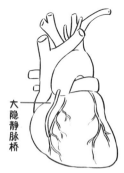

大隐静脉桥

这个比喻还挺形象的，那介入手术和搭桥手术都是局部的治疗吗？

是的，这两种手术都是针对冠状动脉出现严重狭窄或者堵塞的治疗方法。

只有严重时我们才会出手

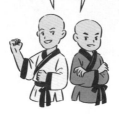

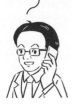

那么，药物治疗又是一种什么武功呢？

药物治疗是一种"基本功"，就像扎马步一样，无论是内功还是外功，都离不开基本功。

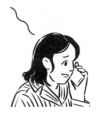

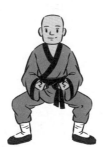

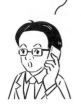

药物治疗——基本功

刘大夫划重点:

药物治疗的作用分为两类，一类是改善症状，可以缓解心绞痛；另一类是改善预后，可以预防心·血管疾病。

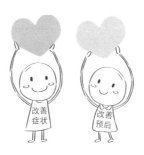

健哥，听你介绍完，我感觉清楚多了！但都说"文无第一，武无第二"，这些武功难道分不出高低吗？

问得好！比武是武功之间的较量，可治病却是用这些武功和疾病来较量，只有适合的才是最好的。

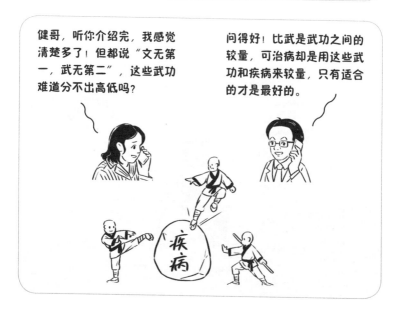

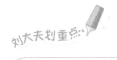

治疗冠心病的三种方法没有高下之分，有时候"三两就可拨千斤"，有时候却要"重拳出击"，有时候甚至要打"组合拳"。医生建议的治疗方法，都是根据你的病变特点、病情轻重和身体的整体情况，进行综合考虑后做出的决定。

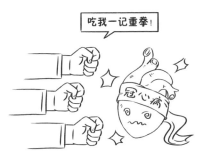

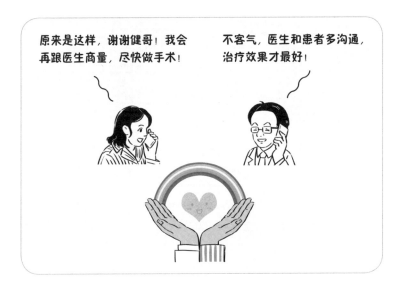

拯救心脏

心电图显示心肌缺血，是冠心病吗？

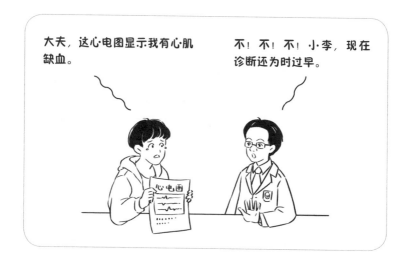

◉ 心电图有"心肌缺血"改变＝冠心病？

我询问小李有没有胸痛、胸闷的症状，有没有诊断过高血压、糖尿病、高脂血症，以及直系亲属中有没有冠心病患者。

小李对这些问题很疑惑，我就给他解释：心电图上虽然提示心肌缺血，但是否为冠心病造成的还不能确定，心电图只能作为诊断冠心病的一个参考。

心电图结果是根据心电的图形来出具报告的，只要有特定的图形，就会报告相应的疑似疾病。临床上，医生诊断疾病除了依据心电图报告，还需要结合患者的具体情况来判断。比如，有些人出现类似"心肌缺血"的心电图改变，但没有胸痛、胸闷的症状，也没有高血压、糖尿病、高脂血症或者家族史，那么，患有冠心病的可能性就比较小。因此，心电图上的"心肌缺血"改变不等于真的有心肌缺血。

如果患者出现症状，或者有一些冠心病的危险因素，这说明出现真正心肌缺血的风险比较高，也就是患有冠心病的风险比较高。但要诊断冠心病，还需要进行平板运动试验、冠脉造影等检查来明确。

因此，心电图提示心肌缺血，往往表示患有冠心病的可能性大，但并不意味着一定是冠心病。除了存在心电图上的"心肌缺血"改变，还要有进一步检查的心肌缺血证据，才能诊断为冠心病。

● 其他导致心电图"心肌缺血"改变的原因

如果患者确实出现心肌缺血的症状，但是进一步检查排除了冠心病，那么，就需要排除其他疾病的可能性了。

比如，患有高血压、甲亢等疾病时，就会导致心肌耗氧量增加，这时虽然冠状动脉的血流量没有减少，但是不能满足心肌供氧的需求，就会引起"心肌缺血"，心电图则出现"心肌缺血"改变。

冠心病患者的心电图也可能没有"心肌缺血"

小李又问我，心电图上提示"心肌缺血"不等同于冠心病，那么，是不是所有冠心病患者的心电图都会出现"心肌缺血"改变呢？

这个答案也是否定的！

一般来说，当冠状动脉狭窄超过50%，而且患者出现典型的心绞痛症状或者有心肌缺血证据时，应该诊断为冠心病。这里需要注意的是，心绞痛的症状和心肌缺血不一定同时存在，特别是当冠状动脉狭窄50% ～ 70%时，属于轻到中度病变，这时候可能偶尔在活动量较大时出现胸闷、胸痛的心绞痛症状。而在静息状态下，心电图不一定会出现心肌缺血改变。

也正因为如此，诊断冠心病不能单靠心电图，还需要进行活动平板等运动负荷试验、冠状动脉造影等检查才能确诊。

刘大夫说

1. 冠心病是造成心电图出现"心肌缺血"改变最常见的原因，但一些健康者，或者患有其他疾病者，也可能因为某种因素导致心电图的改变。

2. 若心电图提示心肌缺血，需要看是否有症状或者危险因素，风险大的患者需要做进一步检查才能确诊冠心病。

3. 冠心病患者在冠状动脉轻度狭窄时，心电图不一定会出现"心肌缺血"的改变。

心脏支架的发展史

心脏支架术是
冠心病治疗的三驾马车之一。
其历史不过 30 多年，却充满了坎坷，
从心脏支架的发展史，
可以看到医学家们在科学的道路上，
坚韧不拔、勇于探索的精神。

冠状动脉狭窄了需要放支架；心肌梗死，血管堵了也要放支架。心脏支架怎么这么"神"？

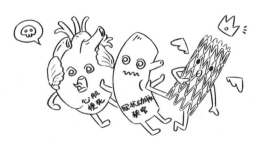

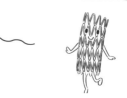

我是 1986 年出生的小·支！由我给
大家介绍一下我家族的历史吧！

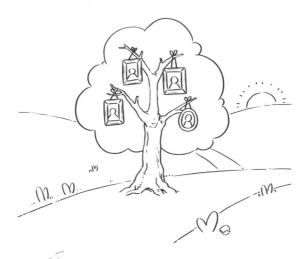

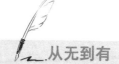 从无到有

很久以前，有一位叫沃纳·福斯曼的医生。
他把导尿管插入自己的静脉，并一直推入心·
脏。从而完成了世界上第一例心脏导管术。
而导管术，就是经皮冠状动脉介入治疗（简
称冠脉介入治疗）的基础。

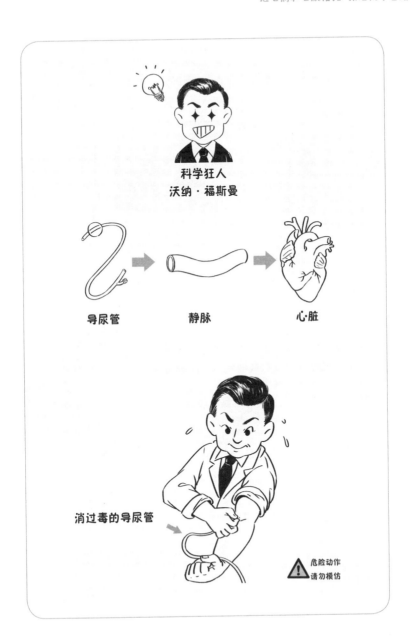

随着导管技术和冠状动脉造影（简称冠脉造影）的发展，医生们不再满足于诊断，我们更希望通过冠脉介入来治疗病变。

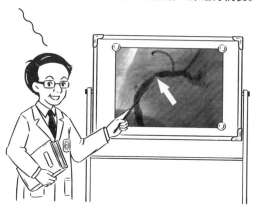

这时候，我家族的第一位成员球囊导管诞生啦。它像一个没充气的气球，跟着导管进入，当导管走到病变部位时，它就会像充气的气球一样膨胀，撑开狭窄的血管。

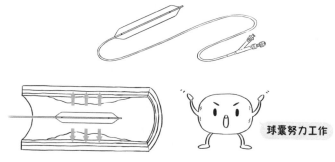

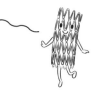

球囊努力工作

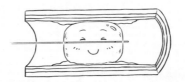

1977 年 9 月，全球首例
冠脉球囊成形术完成，
它树立了
冠脉介入治疗的第一个里程碑。

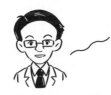

在单纯球囊扩张之后，有些病变血管还会再次狭窄。这时，医生们就想，有没有一种方法可以永久支撑起扩开的血管，以降低再次狭窄的发生呢？

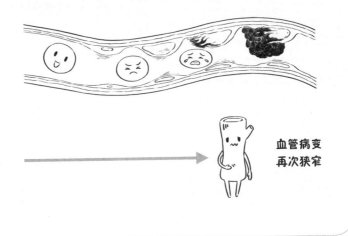

血管病变
再次狭窄

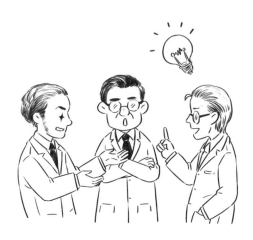

一堆科学狂人想到了！

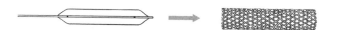

就是这样子，带着医生们的不断探求和努力，我诞生啦！那时候我还叫金属裸支架。

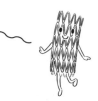

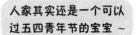

人家其实还是一个可以
过五四青年节的宝宝 ～

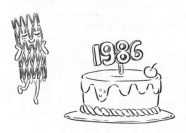

1986 年，法国医生乌利齐·西格瓦特
找到一种记忆金属，
制作成心脏支架。
并将第一枚金属裸支架通过导管置入冠状动脉，
成为冠脉介入治疗的第二个里程碑。

记忆金属

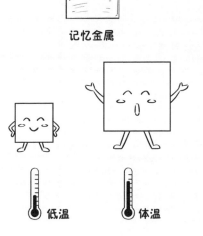

低温   体温

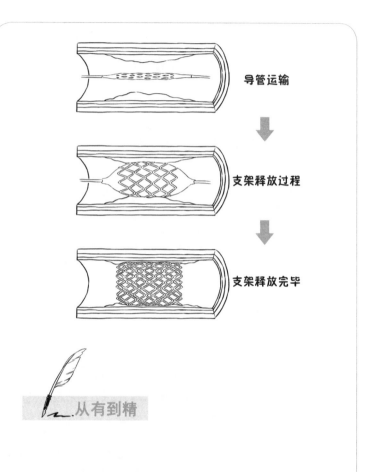

导管运输

支架释放过程

支架释放完毕

从有到精

成功的道路必然是曲折的。没过多久，医生们
就发现了我那时候的设计存在缺陷。

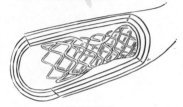

我能撑开血管确保血流通畅，可我保证不了血管不会再堵啊～

支架内再狭窄

后来医生们想到什么办法能抑制细胞增生吗？

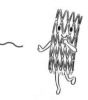

 后来大家发现抗癌药可以抑制癌细胞增生，也可以抑制血管内皮细胞的增生，防止支架内再狭窄。

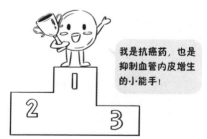

我是抗癌药，也是抑制血管内皮增生的小能手！

哇，那我从金属裸支架进化成药物洗
脱支架啦！

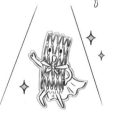

在金属裸支架表面加上抗癌药制成的
药物洗脱支架在 2002 年诞生，
成为冠脉介入治疗的第三个里程碑。

从精趋"无"

目前，临床上使用最多的仍然是药
物洗脱支架，但是它还是不完美。

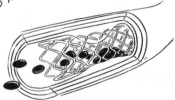

支架内血栓

有什么更好的防御办法吗？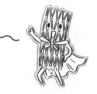

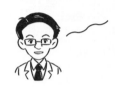 为了防止血栓形成，患者在术后需要长期服用抗血小板药物，这意味着患者一旦身体某处出血，会加大止血的难度。

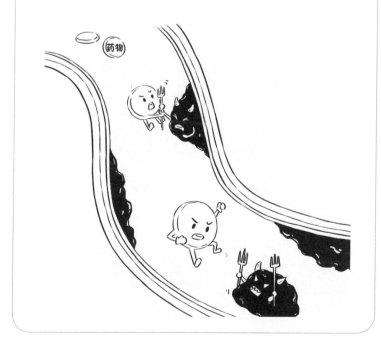

因此，科学家们一直在不断研究，最终把你进化成了生物可降解支架！

这种支架
在"重塑血管"之后就"功成身退"，
可以溶解、消失，
从而避免持续的异物刺激。

我虽然消失了，但
我的作用可不会消失～

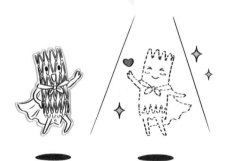

更为安全、可靠的生物可降解支架陆续上市，
国内外专家都对此技术给予厚望，
称之为
"冠脉介入治疗的第四个里程碑"。

以上给你们介绍了我的家族发展史：
从无到有、从有到精、从精趋"无"
三个发展阶段。

是的，心脏支架的每一次变革，都
推动了冠脉介入治疗的发展。

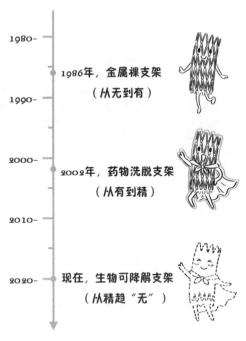

1980–

1986年，金属裸支架
（从无到有）

1990–

2000–

2002年，药物洗脱支架
（从有到精）

2010–

2020–

现在，生物可降解支架
（从精趋"无"）

从心脏支架的发展历史可以看出，支架一点也不"神"，在它 1986 年出生时，还是一枚裸露的金属管。在 2002 年添了一件药物的"外衣"。而现在，科学家正在用可降解支架替代这个金属管。

我在每个时期都有长足的进步，同时，也有缺陷。作为一种治疗手段，我挽救了无数生命，新一代家族成员进化技术仍然在路上，让我们拭目以待吧。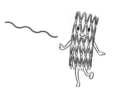

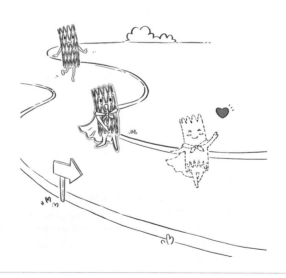

安了支架，为什么还胸痛？

 病例 1

刘大夫，经过这周治疗感觉好多了。我就纳闷，怎么会胸痛呢？

主任，31 床小·赵，心脏支架手术不到 5 个月，因为胸痛急诊入院，造影结果显示支架内血栓。

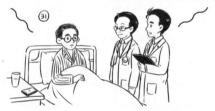

术后 1 个月和 3 个月我来复查，结果都挺好的，为什么血栓说来就来？

小·赵，你是因为植入支架的血管长了血栓，血管不通畅，心脏供血不足就会出现胸痛。

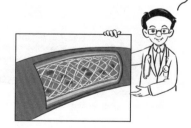

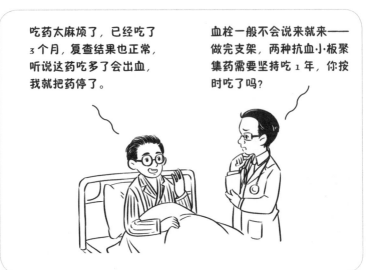

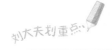

对人体来说，支架是一种异物，血液中的血小板发现异物时就会聚集。可是，血管就那么粗，血小板聚集影响血液流通，就形成"支架内血栓"。

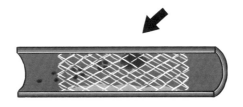

在支架术后服用抗血小板聚集药物，就是要阻止血小板聚集。特别是术后 1 年内，需要同时服用两种抗血小板聚集药，即"双联抗血小板药物治疗"，以阻止血小板聚集，防止支架内血栓形成。

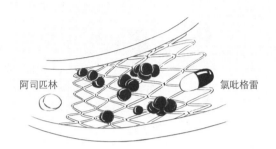

阿司匹林　　　　　　　　　　　　　氯吡格雷

● **病例 2**

我看看检查结果——造影显示支架部位出现"再狭窄"。

主任，这是 32 床老韩，心脏支架手术半年多了，同样也因为胸痛入院。

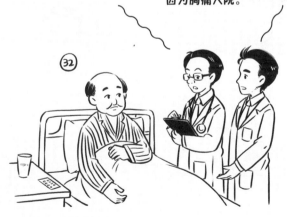

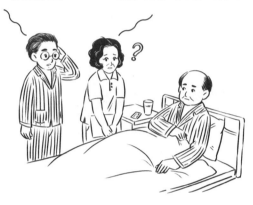

他都按处方坚持用药了，怎么也和我一样胸痛呢？

刘大夫，老韩手术后一直按时吃药，为什么还会"再狭窄"？

老韩啊，我记得你是个美食爱好者，手术后口腹之欲有没有节制一下呢？

老朋友总约我下馆子，我也只是挑了几样爱吃的点。

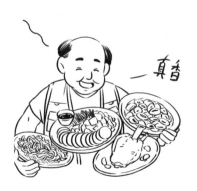

真香

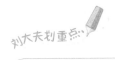

患者出现"再狭窄"，常见两种原因：

一是血管内膜过度增生。当血管植入支架，这个部位会出现内皮损伤，于是血管内膜通过增生进行修复，同时把支架覆盖住。在药物洗脱支架大量应用后，这种风险已下降至 5% ~ 10%。

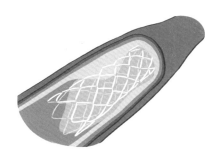

二是由于内膜出现新生动脉粥样硬化。血液中血脂过多，易沉积，并钻进破损的血管内膜，形成动脉粥样硬化。覆盖支架的内膜和其他血管内膜没有区别，如果患者不注意控制血脂、血压、血糖，这里的血管内膜也会发生动脉粥样硬化。

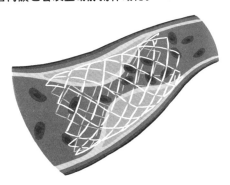

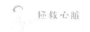

明白了！刘大夫，以后我一定管住嘴，迈开腿。

想治好就一定要配合治疗，按医嘱吃药，控制饮食。要做自己健康的"守门员"！

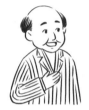
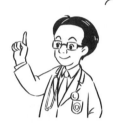

刘大夫划重点
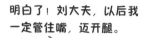

支架术后再次胸痛有两种原因，需要采取相应措施进行预防。

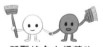

支架内血栓：双联抗血小板药物

支架术后
胸痛

药物洗脱支架

支架内再狭窄

预防新发动脉粥样硬化

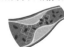

● 病例 3

刘大夫，我爸放支架才 2 个月，咋又胸痛了，怎么办啊？

根据目前情况，您父亲这次胸痛应该是上次手术没有处理的"残余病变"导致的，建议行二次介入手术。

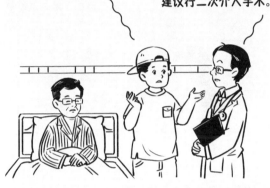

儿子，别这么说！上次你没在，当时刘大夫跟我们商量了，没有处理这根血管是我和你妈妈的决定，不能怪刘大夫。

怎么？又得放支架？为什么不一次给治好？这是要我们多花钱多受罪是吧？

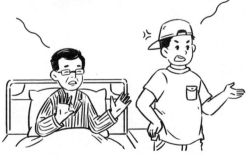

2 个月前

老周这次是急性心肌梗死发作，检查发现他有两支血管出现狭窄，现在有两种治疗方案，一种是这次手术放 2 枚支架；另一种是先处理完全闭塞的血管，术后再观察。

刘大夫，给我具体讲讲是什么情况吧。

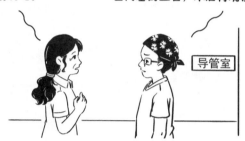

您看，左边这支血管往下什么都看不到，这说明完全闭塞了，血流中断是导致老周心肌梗死的元凶。而右边这支血管也突然变细了，大概有 70% 狭窄，我们判断这个狭窄和这次心肌梗死关系不大，但如果不处理的话也是潜在的隐患。

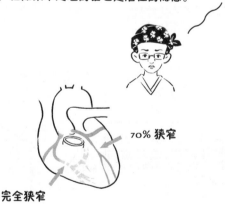

70% 狭窄

完全狭窄

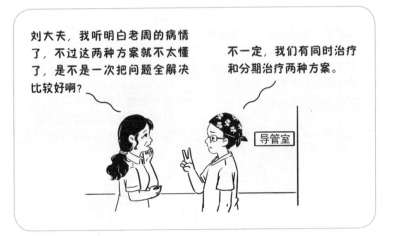

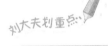

一次手术放 2 枚支架，有优点也有缺点。

一次性把两支血管的问题都解决，再次出现心肌缺血，甚至心肌梗死的概率会降低，预后也可能会更好。

可是，已经发生心肌梗死了，体内的血液比普通人更容易凝固，如果一次放 2 枚支架，术后支架内血栓的风险就会增高，而且手术时间更长，需要注射更多造影剂，不良反应的概率也会升高。

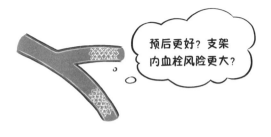

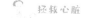

这样啊，我听说有人一次手术放了 3 枚支架，不久就去世了。那如果只放 1 枚支架，手术后是不是还会胸痛呢，血管 70% 狭窄也挺严重的吧？

这个是因人而异的，有的人可能 70% 狭窄就心肌梗死了，有的人可能用药就能控制。

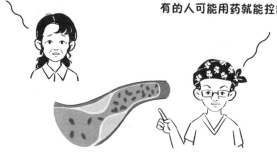

即便只放 1 枚支架，在术后住院期间我们也会对老周的病情进行监测和评估。如果心肌功能恢复得好，那么药物治疗加上定期复查就行。如果之后再出现症状，可能还需要做手术。

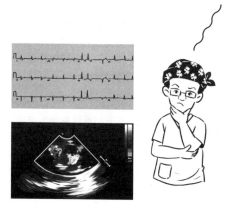

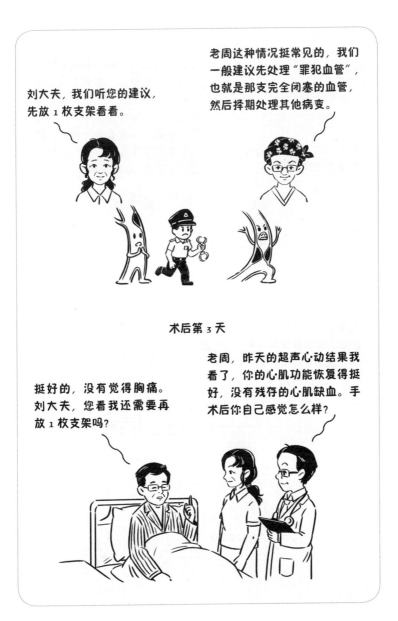

没有再发胸痛，心功能也不错，建议先药物治疗。平时生活要多注意，饮食不能太油腻，锻炼要循序渐进，保持情绪平和，避免过度劳累，做事要量力而行。而且要记得定期复查，要是病情加重，可能还需要做手术。

谢谢刘大夫，您放心，我会监督他来复查的。

儿子，明白了吧，这次是我急着康复，运动量可能过大才引起疾病复发的，你快给刘大夫道歉。

明白了。

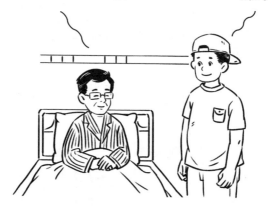

刘大夫，我刚才太激动了，说话不中听，我给您道歉。

患者利益优先是医生的职业道德，以后可要多信任医生，只有医患配合好，治疗才会更好。

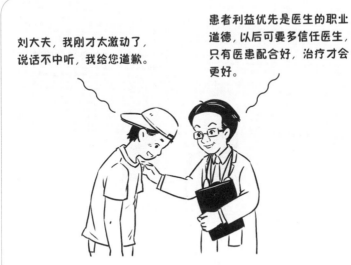

医生向患者推荐治疗方法时，首先考虑的是挽救患者生命和提高患者的生活质量，我们殷切希望患者多与医生沟通，了解自己的病情和治疗方法，这样对双方都好。

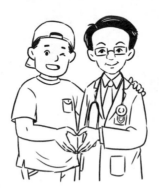

● 病例 4

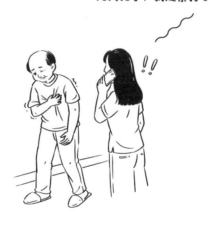

爸，你怎么了？难道心肌梗死又犯了？我赶紧打 120！

我爸 3 个月前心肌梗死过一次，现在是不是又犯病了呢？

心电图显示有轻微心肌缺血改变，详细的病情还要进一步检查才知道。

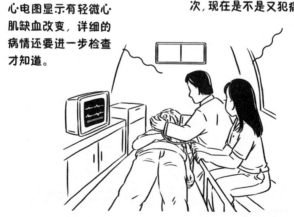

虽然我爸心肌梗死过，但是他出院后一直按时服药，饮食也有控制，为什么又胸痛呢？

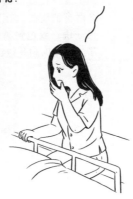

刘大夫，我爸胸痛得厉害，是心肌梗死又复发了吗？

心电图虽然有轻微心肌缺血，但是冠脉造影显示支架部位血流通畅，其他血管狭窄也没有加重，理论上不会导致剧烈胸痛。

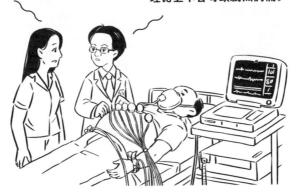

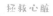

你爸出院前后生活上有什么不同吗?

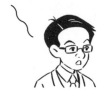

出院之后,他都按时服药,也控制饮食。不过他之前喜欢文艺, 没生病前老是约朋友一起唱歌跳舞。可是心肌梗死之后害怕复发,就没再参加这些活动。您一说,我也觉得他越来越沉默寡言了,明明以前是很能说的。

心肌梗死前

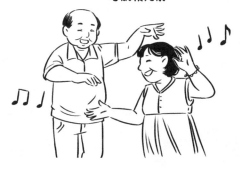

心肌梗死后

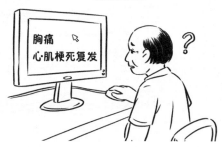

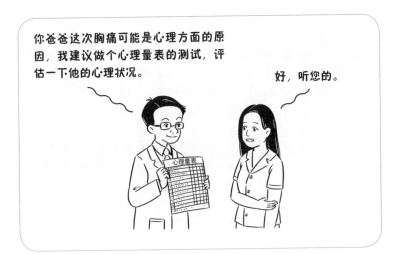

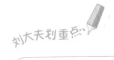

很多经历过心脏支架手术的患者会出现焦虑或者抑郁症状，这些患者可能会出现胸痛，甚至会有气促、濒死感。但是，检查结果没有任何异常。

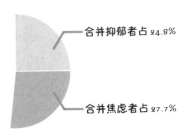

心脏支架手术患者

拯救心脏

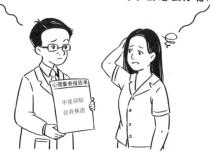

心理量表结果出来了，你爸爸确实有中度抑郁，且合并焦虑。

他生病之后老是担心复发，谨小慎微的，一点儿都不快乐。那怎么办呢？

"心病还需心药医"，我会鼓励他重拾他的爱好，这些社交活动和强度不大的运动都可以改善他的心态。作为家属，你们也要多关心、鼓励他，我们争取用"话疗"来治好他。

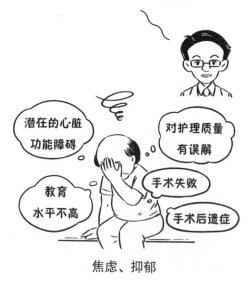

焦虑、抑郁

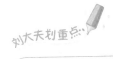
刘大夫划重点：

治疗支架术后抑郁、焦虑的方法：
首先，要纠正错误认知，别随便相信网络搜索结果，有问题可以问医生呀！
其次，尝试运动康复。生命在于运动，支架术后也可以科学运动。
最后，必要时用药物治疗。如果非药物治疗效果不好，可以在医生指导下用药。

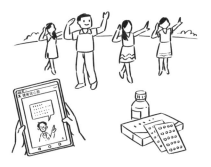

老李，你这次只是有轻微的心肌缺血，你的血管没有堵塞，不是心肌梗死复发。听说你出院之后有规律服药，控制饮食，这非常好，要继续保持！你女儿说你还会跳舞，下次给我看看你跳舞的视频吧。

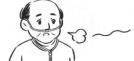

我这样还能跳舞吗？不过胸痛好像是轻了些。

真没事！只要不是剧烈运动，支架术后是可以做，并且需要做的！你要相信自己的身体，也要相信医生的判断。

跳舞真的没事吗？

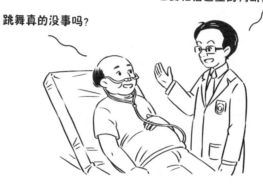

刘大夫，您看，我在社区歌唱比赛拿到了一等奖，太感谢您了！我的快乐终于找回来了！

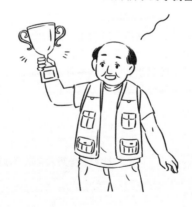

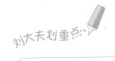

由于心理原因导致的支架术后胸痛很常见。术后保持情绪稳定，
积极、愉快的情绪更有利于病情的恢复。
再唠叨一句，心理疾病和心血管疾病一样常见，心理疾病不等于
精神病，别用"有色眼镜"看待它。

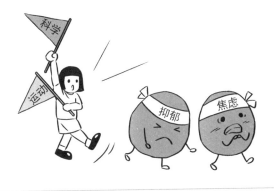

介入无植入——药物涂层球囊

小李的日常生活

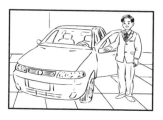

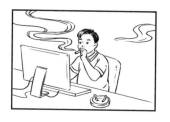

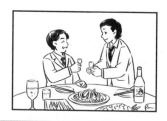

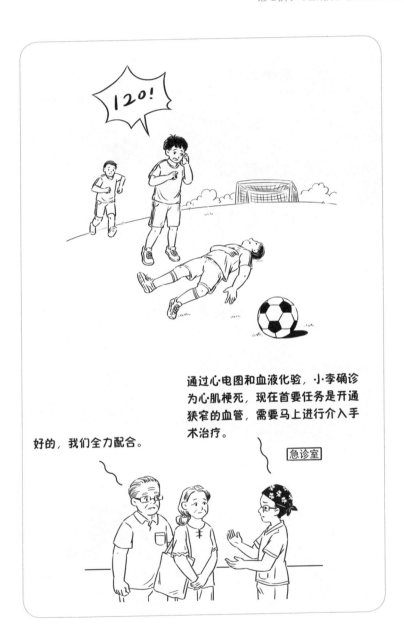

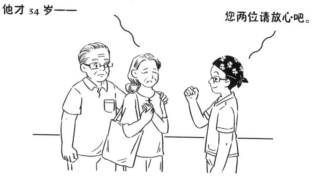

· · · 手术中 · · ·

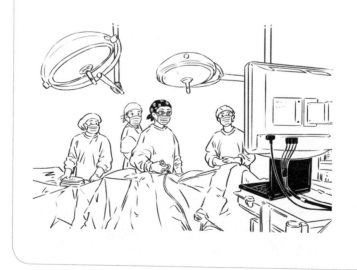

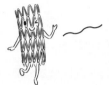

我是心脏支架小·支，上次已经与大家正式见过面啦。这次由我参与治疗了小·李哥哥的心肌梗死。

小·李哥哥在我的帮助下血管终于开通啦！

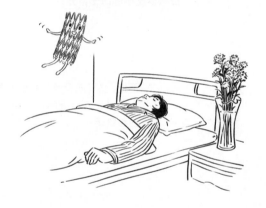

你可别以为年轻的小·李哥哥是个例，
调查发现，
各个年龄段都有发生急性心肌梗死的可能性。
而且近年来，
45 岁以上人群的发病率逐年下降，
而 45 岁以下人群的发病率却在逐年上升。
其中，男性发病率比女性要高。

拯救心脏

45 岁以上人群发病率　　45 岁以下人群发病率

不仅如此，
在 55 岁以下的急性心肌梗死的患者中，
20.8% 的诱因是不良的生活方式。

不过，我只能开通狭窄的血管局部，
小李哥哥要康复回归社会还有很长
的路要走……

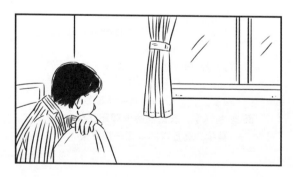

客气啦，这是我的职责，你的心肌梗死病情比较重，在你父母的同意下我们给你进行了急诊介入手术，在导致这次心肌梗死的血管里植入了1枚心脏支架。这个支架可以撑起原来不通的血管，让血流恢复通畅。

感谢您救我一命。

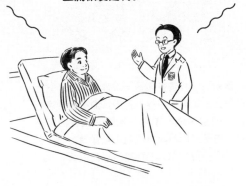

血管造影发现你的心脏里还有另外一条血管也有明显的狭窄，我们可以先观察一下术后情况，再决定如何处理。

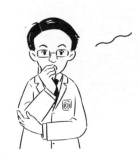

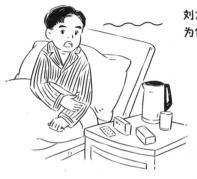

刘大夫，我都安装了支架，
为什么还要吃那么多药呢？

对于人体来说，心脏支架是一种异物，为了防止
血栓形成，在支架术后要一直用抗血小板聚集药
物治疗，特别是在 1 年内，支架内血栓的风险
比较大，需要同时用两种抗血小板聚集药物。另
外，还需要服控制血脂的药物来稳定病情。

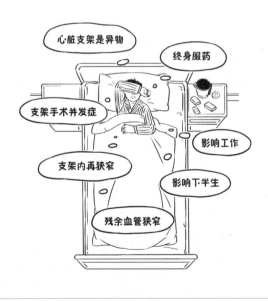

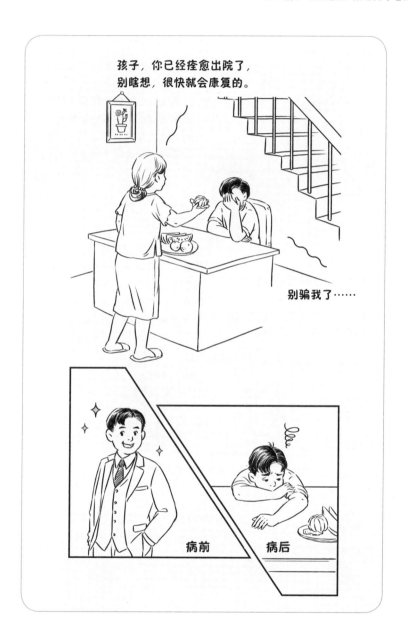

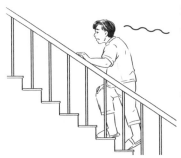

连上楼梯都这么费劲，我还能康复？网上说安装了支架有很多不良反应，另外那条血管不定哪天会再次引起心肌梗死，到时候还要再安装支架——恶性循环，我这辈子就算完了。

刘大夫，小李最近总觉得胸口不舒服，人很焦虑，我们都不敢让他一个人在家，怕出意外，这是怎么回事？

先让他来医院做个检查，也可能是因为没有处理的血管狭窄导致的症状。当然，他现在还有焦虑的表现。"心病还需心药医"，要从根本上让他了解自己真实的病情，解除他的忧虑才行。

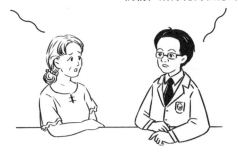

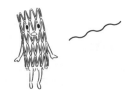

像小李哥哥那样，冠心病介入手术之后出现心理问题的患者还有不少。

荷兰一个对冠脉介入术后患者
跟踪随访 10 年的研究发现，
27.7% 的术后患者合并焦虑症状，
24.8% 的术后患者合并抑郁症状，
他们可能仍有胸痛的感觉，
甚至会有气促、濒死感，
但检查结果没有任何异常。

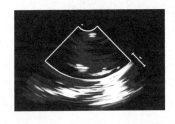 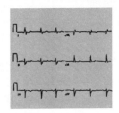

刘大夫，听您说完我就知道自己的病情了。不过，我另外这支病变的血管，到时候是不是还会引起心肌梗死复发，还得安装支架呢？

首先要明确的是现在你所有的治疗，就是为了预防心肌梗死的再次发生，只要你规律用药，调整生活方式，心肌梗死复发的风险就会大大降低。

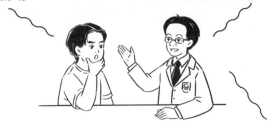

你这支血管的处理，不一定非要植入支架，根据检查结果，你这处病变可以使用药物涂层球囊，这种手术虽然也属于介入手术，但不用植入支架。

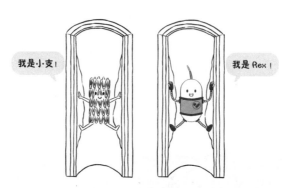

刘大夫说的药物球囊是我的好朋友 Rex。现在，在医学界有一种新兴理念——介入无植入。意思就是，虽然做了介入手术，为患者开通了堵塞或者狭窄的血管，但是不植入器械，不在血管留下异物。

大家可能对 Rex 感兴趣，下面我来让 Rex 自己来介绍。

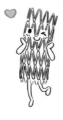

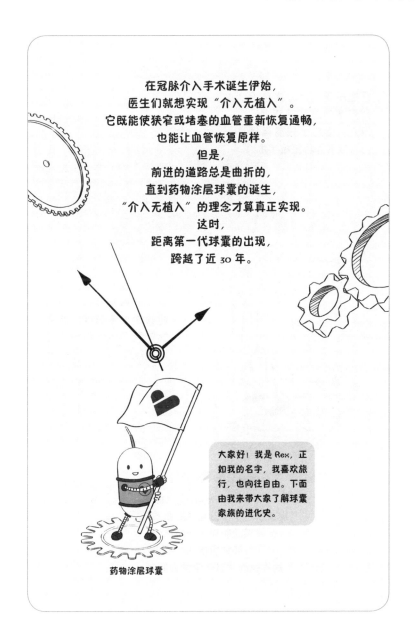

在冠脉介入手术诞生伊始，
医生们就想实现"介入无植入"。
它既能使狭窄或堵塞的血管重新恢复通畅，
也能让血管恢复原样。
但是，
前进的道路总是曲折的，
直到药物涂层球囊的诞生，
"介入无植入"的理念才算真正实现。
这时，
距离第一代球囊的出现，
跨越了近 30 年。

大家好！我是 Rex，正如我的名字，我喜欢旅行，也向往自由。下面由我来带大家了解球囊家族的进化史。

药物涂层球囊

1960 年

医生发现，冠心病表现
为冠状动脉局部狭窄，
但是，治疗上只能选择
药物或者外科搭桥手术。

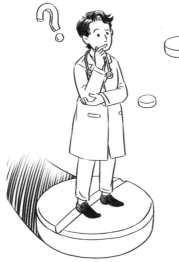

医生们希望寻找一种比
药物治疗更有效，并且
比外科手术创伤更小的
治疗方法。

安德烈亚斯·格林特茨格
（Andreas Grüntzig）博士
提出了一个前卫且大胆的想法：
给冠状动脉放入一个气球，
并把它吹大，
这样就能扩张狭窄的血管了。

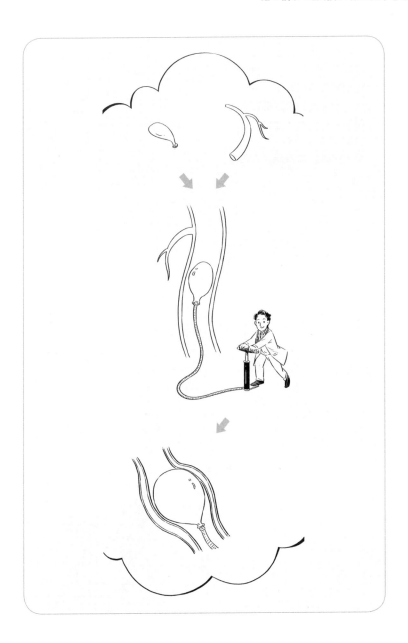

1977 年

虽然有很多反对的声音，
Grüntzig 博士仍然勇往直前，
研发出第一代球囊！
并成功地完成了
第一例真正的冠脉介入治疗。

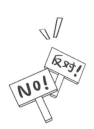

第一代的球囊是光着
身子的"光杆"球囊。

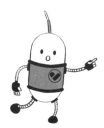

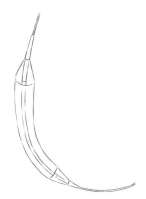

这时候我还没有出生呢！

小支

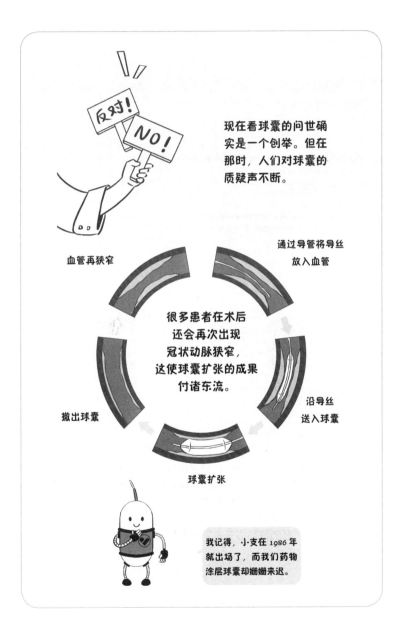

现在看球囊的问世确实是一个创举。但在那时，人们对球囊的质疑声不断。

通过导管将导丝放入血管

血管再狭窄

很多患者在术后还会再次出现冠状动脉狭窄，这使球囊扩张的成果付诸东流。

沿导丝送入球囊

撤出球囊

球囊扩张

我记得，小·支在 1986 年就出场了，而我们药物涂层球囊却姗姗来迟。

1991 年

为了预防球囊扩张术后发生再次狭窄，医学家提出了药物球囊的概念。

2007 年

经过反复试验，第一代药物球囊终于诞生。

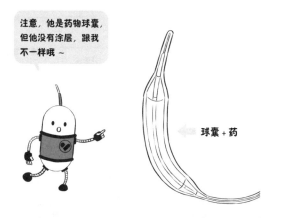

注意，他是药物球囊，但他没有涂层，跟我不一样哦~

球囊 + 药

早期的药物球囊没有涂层，
以 DIOR（Dilation Of Restenosis）为例，
它是利用激光在球囊的表面打上很多微孔，
把可以防止再狭窄的药物放置在微孔里，
当球囊扩张时可以释放出药物，
起到预防血管发生再次狭窄的作用。

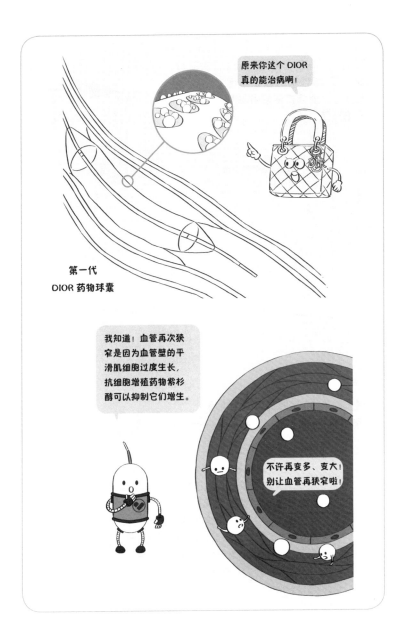

可是上市后发现第一代
DIOR 药物球囊的效果不尽
如人意，还未广泛使用就遗
憾退市了。

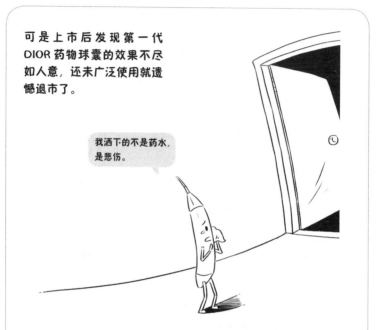

我洒下的不是药水，
是悲伤。

2009 年

第一代 DIOR 药物球囊退出市场。
药物涂层球囊 (Drug Coated Balloon，DCB) 上市。

为了让紫杉醇的作用发挥得更好，
科学家们尝试了很多方法，
终于发明了载药涂层技术。
这种药物涂层球囊
对支架内再狭窄的治疗效果很好，
甚至比第一代药物洗脱支架
更安全、有效！

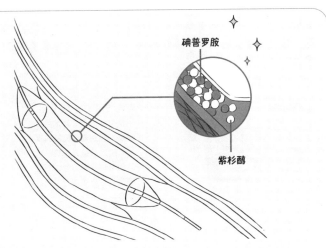

碘普罗胺

紫杉醇

碘普罗胺等造影剂与紫杉醇混合作为球囊涂层，可将紫杉醇药物输送到发生再狭窄的病变部位，但同时也会有一部分药物被血流冲刷，丢失。

如今

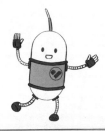

终于轮到我出场了！我身上的涂层又更进一步，拥有 SAFEPAX 专利。我身上没有使用造影剂作为载药基质，而是一种新型的紫胶铵盐涂层材料。

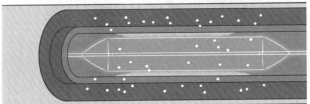

紫胶铵盐涂层可以避免紫杉醇药物在球囊输送过程被血流冲刷脱落，让医生有充分的手术操作时间，同时也显著提高了球囊的安全性。

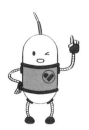

而且，我还拓展了适应证，不仅可以治疗支架术后再狭窄，还能治疗原发病变呢！因为我拥有小巧、灵活的身躯，可以轻松到达各类复杂病变部位，完成使命！

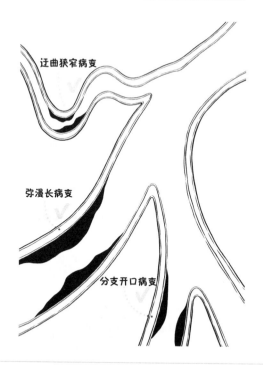

迂曲狭窄病变

弥漫长病变

分支开口病变

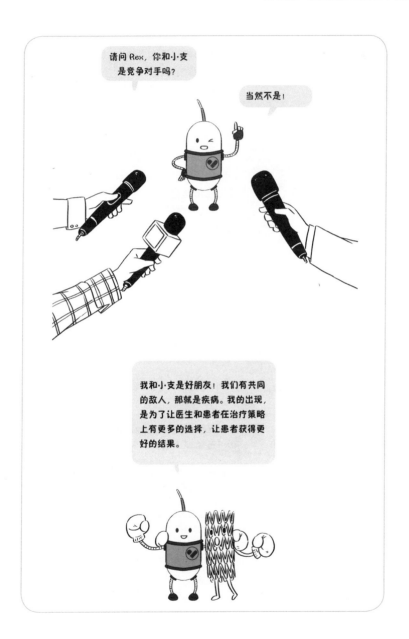

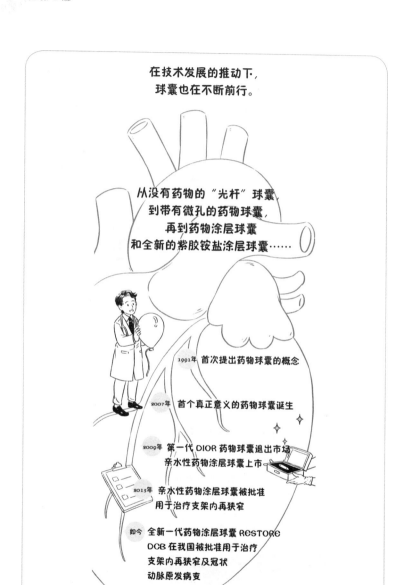

在技术发展的推动下，
球囊也在不断前行。

从没有药物的"光杆"球囊，
到带有微孔的药物球囊，
再到药物涂层球囊
和全新的紫胶铵盐涂层球囊……

1991年 首次提出药物球囊的概念

2007年 首个真正意义的药物球囊诞生

2009年 第一代 DIOR 药物球囊退出市场
亲水性药物涂层球囊上市

2015年 亲水性药物涂层球囊被批准
用于治疗支架内再狭窄

如今 全新一代药物涂层球囊 RESTORE
DCB 在我国被批准用于治疗
支架内再狭窄及冠状
动脉原发病变

药物涂层球囊自 2009 年上市至今,
已有十余年的临床应用经验。
它的适应证也从最初的支架内再狭窄
拓展到了原发病变,
为现有药物洗脱支架技术
提供了有力补充。

可能你还是不太了
解我可以帮助哪些
患者, 不要紧, 下
面继续介绍。

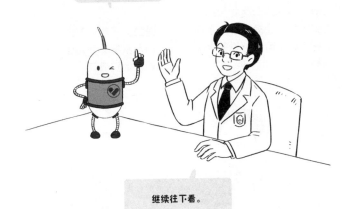

继续往下看。

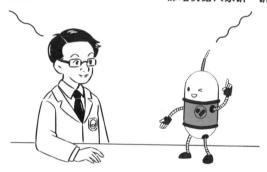

Rex，很多冠心病患者问我，他们的病情能不能使用药物涂层球囊。

那咱们给大家讲一讲吧。

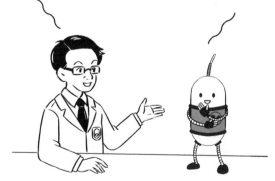

好的，像 Rex 你这样的新型药物涂层球囊确实增加了不少适应证，可以为更多患者服务。

是的，不过一直以来，支架内再狭窄都是药物涂层球囊的优选适应证。

虽然小支已经很优秀，
但是冠心病也越来越狡猾。

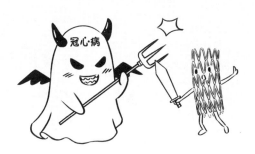

即使用了新一代的药物洗脱支架，仍然
有 10% 的患者发生支架内再狭窄，其中
一半发生在植入支架 2 年以后。

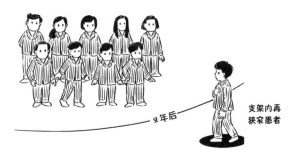

药物洗脱支架术后患者

这不是小·李哥哥吗？你今天是来刘大夫门诊复查的吧？嗯……和 3 个月前住院时相比，你好像变瘦了，不过看起来更帅了！

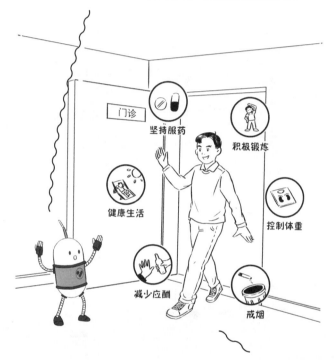

Rex，你好！上次支架手术出院之后，我按照刘大夫的叮嘱，坚持吃药，调整生活，连烟都戒掉了。

小李最近状态越来越好了, 真替你高兴。目前, 你的检查指标已经接近正常水平, 建议你继续坚持吃药, 保持良好的生活习惯。再过2个月可以做一个冠状动脉 CT 扫描成像, 评估支架的效果。

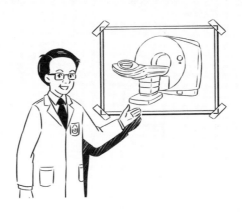

这个检查能看出有没有支架内再狭窄是吧? 虽然现在感觉挺好的, 但是万一再狭窄, 是不是还要再放支架呢?

总的来说, 支架内发生再狭窄的概率比较低, 大约为 10%。即便确实发生了支架内再狭窄, 也可以用 Rex 这样的药物涂层球囊进行治疗。

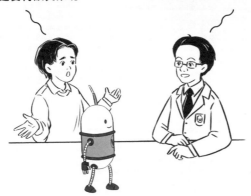

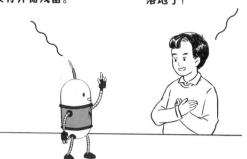

我知道，这就是"介入无植入"的理念，既可以治疗狭窄，又不必植入支架，关键是——没有异物残留。

太好了 Rex！有你治疗支架内再狭窄，还不用植入异物，让我这颗悬着的心可以落地了！

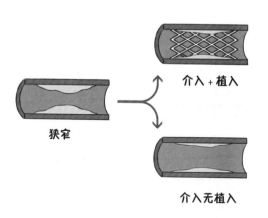

狭窄

介入 + 植入

介入无植入

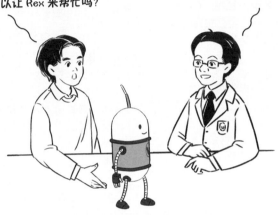

对了，上次住院您对我说心脏血管还有一处狭窄，这个也可以让 Rex 来帮忙吗？

你说的还真可行，Rex 确实有治疗这种原发病变的适应证。

原发病变翻译自拉丁文 de novo，
在介入心脏病学里指的是
既往未经过干预的冠状动脉狭窄病变。

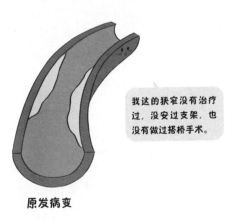

我这的狭窄没有治疗过，没安过支架，也没有做过搭桥手术。

原发病变

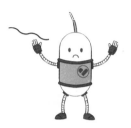

因为原发病变而接受介入治疗的患者更多，之前只能求助于小支，也就是植入支架。但是，有些病变血管要么比较细小，要么扭曲成角，想让小支到达病变处会非常困难。

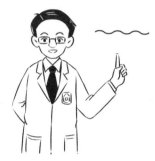

是的，现在国内大多数药物涂层球囊只有支架内再狭窄一种适应证，而 Rex 增加了原发病变适应证，可以让更多的冠心病患者得到真正的"介入无植入"治疗。

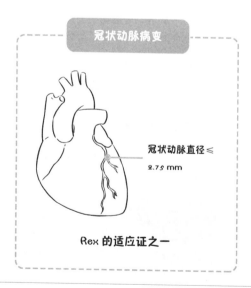

冠状动脉病变

冠状动脉直径≤
2.75 mm

Rex 的适应证之一

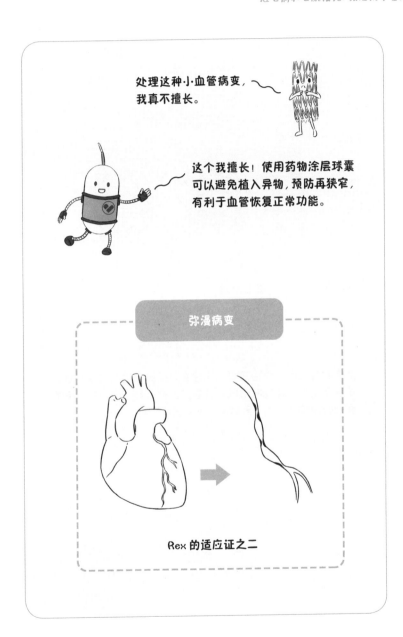

处理这种小血管病变，
我真不擅长。

这个我擅长！使用药物涂层球囊
可以避免植入异物，预防再狭窄，
有利于血管恢复正常功能。

弥漫病变

Rex 的适应证之二

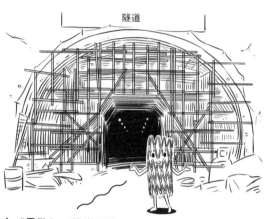

隧道

病变这么"零散",想找到适合的"落脚点"太难了。

这个我也可以！使用药物涂层球囊可以减少植入过多、过长的金属支架，让冠状动脉保持自然的形态和舒缩功能，还能缩短抗血栓药物的服用时间，降低出血风险。

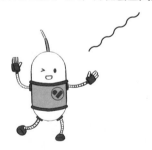

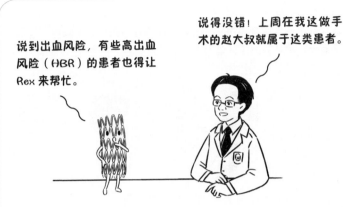

说到出血风险，有些高出血风险（HBR）的患者也得让 Rex 来帮忙。

说得没错！上周在我这做手术的赵大叔就属于这类患者。

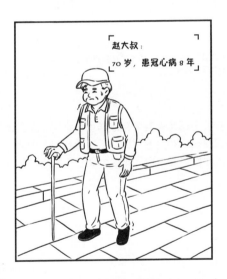

赵大叔：

70 岁，患冠心病 8 年

最近，赵大叔走路胸痛加重，而股骨头坏死更让他步履维艰。

赵大叔的情况需要先进行介入手术治疗冠心病引起的胸痛，采用全新一代的药物涂层球囊而不是植入支架。

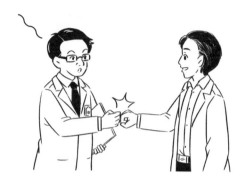

骨科医生

注：心脏介入术后服用两种抗血小板聚集药物可降低血栓风险，但服药期间出血风险升高，不利于进行骨科手术。

太好了，这样既可以帮助赵大叔改善胸痛症状，而且术后服用两种抗血小板聚集药物的时间可以从半年缩短到 1 个月，大大降低了长期服药的出血风险，更加安全可靠。

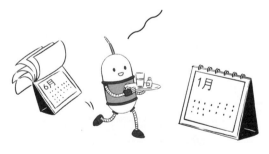

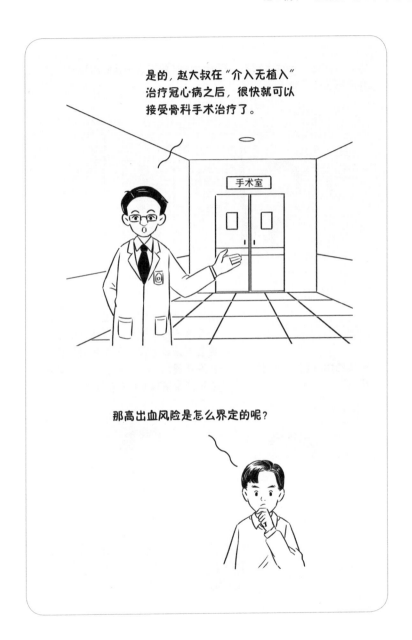

是的，赵大叔在"介入无植入"治疗冠心病之后，很快就可以接受骨科手术治疗了。

那高出血风险是怎么界定的呢？

像赵大叔这样年龄比较大，或者合并其他疾病的冠心病患者，需要评估出血风险。

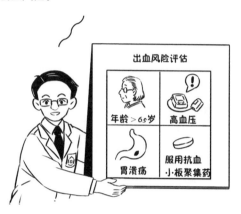

听了您的介绍，Rex 的用途可不少啊！

的确，随着"介入无植入"理念逐渐深入人心，药物涂层球囊的应用也会越来越普及，现在有很多医院已经在使用 Rex 这种新一代的药物涂层球囊来帮助冠心病患者。

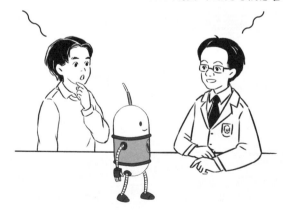

谢谢您！原来做介入手术还真能不植入东西！也感谢 Rex！有了它和您的帮助，我对未来更有信心啦！

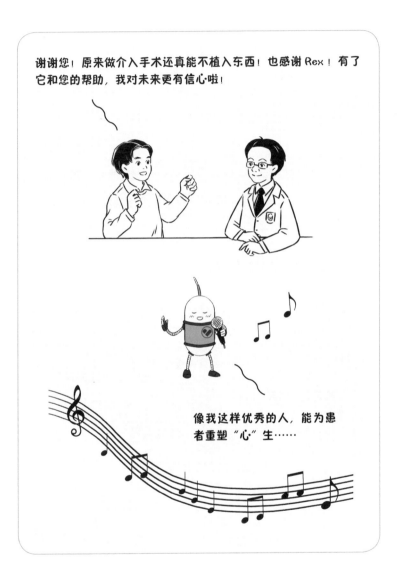

像我这样优秀的人，能为患者重塑"心"生……

会消失的支架——生物可降解支架

科技发展日新月异，医学也在不断进步。很多人都听说过心脏支架手术，也了解放进心脏的支架会伴随终身。但是，你听说过会"消失"的支架吗？

◈ 会消失的支架诞生了

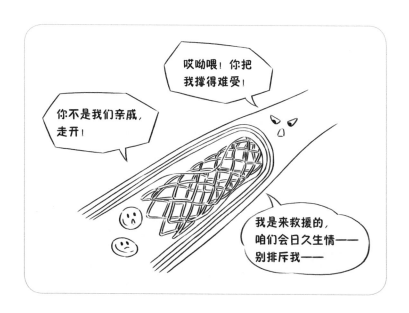

目前，临床上常用的支架为金属药物洗脱支架，虽然这种支架已经大大减少了支架内血栓和支架内再狭窄的发生率，但是对人体来说，支架毕竟是异物，长期存于体内，还是会引起慢性炎症反应等问题，而且血管一直被支架支撑，会变得僵硬，失去弹性。

因此，科学家们就考虑，能不能有一种支架，在疏通血管的初期，对血管提供支撑作用，而在血管恢复畅通之后，又能"消失"呢？

现在，曾经构想的支架成为了现实——会"消失"的支架诞生了。

会"消失"的支架，是指支架在植入一段时间之后逐渐降解，被人体组织完全吸收，这种支架称为"生物可吸收支架"，也叫"生物可降解支架"。

◉ 支架为什么会消失？

支架之所以会消失，并不是大卫·科波菲尔在变魔术，而是由它的材质所决定的。

目前，国内上市的生物可吸收支架的材料为聚乳酸，这个名词你可能很陌生，但是你肯定经历过剧烈运动后浑身酸痛吧，这种酸痛感就是乳酸堆积造成的。而聚乳酸就是把乳酸中的羟基和羧基脱水聚合形成的高分子材料，具有机械性能，而且对人体无毒性，不发生排斥反应，易降解，易排除。因此，它可作为心脏支架的骨架结构材料。聚乳酸作为医用可吸收缝合线已在临床上安全应用。

生物可吸收支架植入人体后，聚乳酸将缓慢降解为乳酸，然后代谢为水和二氧化碳，最终完全排出体外，因此，这种支架会"消失"。

◎ 支架消失了还有作用吗？

可能有人会问："放支架就是为了撑开血管，如果支架消失了，血管会不会再次狭窄呢？"

这个问题不必担心。研究发现，在生物可吸收支架植入 3 个月内，会释放出抑制内膜过度增生的药物；在 1 年内，生物支架对血管可起到支撑作用，避免血管的急性回缩和内膜过度增生引起的再狭窄；在植入 1 年之后，生物可吸收支架逐渐降解，与此同时，血管通过自身修复，扩大血管腔，不再需要支架提供支撑力；在植入 3 年左右，生物可吸收支架完全降解，并被人体吸收，不留金属异物，血管的结构和功能恢复到自然状态。

因此，生物可吸收支架适用于一些不想在体内留有异物、比较年轻，并且其病变血管斑块硬度不高的患者。当然，即使植入了生物可吸收支架，还是需要坚持服药和健康的生活方式，特别是在植入支架后的 1 年内，同样需要进行双联抗血小板聚集药物治疗。

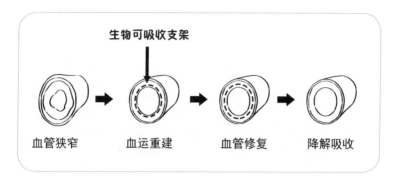

刘大夫说

生物可吸收支架,由于其材质的特殊性,在植入1年内,可支撑病变血管,其后病变血管逐渐自我修复,而生物可吸收支架逐渐降解,在3年左右完全降解,并被人体吸收,血管恢复自然结构。

植入生物可吸收支架之后,同样需要服用双联抗血小板聚集药物至少1年,其后仍需坚持服药和保持健康的生活方式来预防心血管疾病复发。

冠脉搭桥，创面大但效果好

近几天，老孟总是感觉胸口憋闷，特别是在吃饱饭或者追赶公交车的时候出现。怕他身体有什么情况，便到医院做了冠状动脉（简称冠脉）造影检查。结果显示病情很严重，在心内科和心外科医生共同商量后，建议老孟做"冠脉搭桥手术"。

一听到要做手术，老孟变成了老懵。和家人商量来商量去，都没搞清楚这冠脉搭桥到底是怎么回事儿。

何谓冠脉搭桥？

冠心病常常具有"节段性"发病的特点，就好像咱们开车的时候，交通堵塞也往往发生在某个路段，通过了拥堵路段后，道路又恢复通畅。被堵在路上的时候，我们常常会想：如果自己的车有一双翅膀，直接飞过拥堵的路段该多好呀！

这个看起来不切实际的想法，却在 1960 年 5 月 2 日，在冠状动脉上实现了。这是由美国阿尔伯特·爱因斯坦医学院布朗克斯市立中心医院的罗伯特医生和迈克尔医生完成的壮举。他们从患者身上取下一条健康动脉作为一道"血管桥"，以金属环连接冠状动脉狭窄段的两端。尽管这次手术效果并不理想，但是这对"理想的翅膀"在日后实现了真正的翱翔。

1964 年，俄国心外科医生瓦西里·柯尔索夫，采用标准的外科缝合技术，成功地完成了世界上第一例标准意义上的"冠状动脉旁路移植"手术。其中"旁路"的意思就是——此路不通，另改它路。而且，柯尔索夫的手术方式被一直沿用至今。这个手术操作在我国拥有一个非常亲民的名称——冠脉搭桥手术，因为手术的效果确实像在心脏表面架起了一座立交桥。

● 冠脉搭桥手术适合哪些患者呢？

针对不同的病变类型，冠脉搭桥手术的指征也有细微的差别。总体来讲，对于左主干病变（心脏的主要供血分支，再狭窄风险大）、三支病变（病变血管较多，避免放置很多支架）、不适合介入治疗或支架术后再狭窄的病变、合并糖尿病的多支病变，以及需要同时处理心脏其他结构病变的情况，我们推荐进行冠脉搭桥手术。

● 哪些血管可以用作"血管桥"呢？

目前，冠脉搭桥手术常用的血管主要有胸骨旁边的乳内动脉、前臂的桡动脉及腿上的大隐静脉。其中，左侧乳内动脉被称作"金桥"。因为多年的实践证明，左侧乳内动脉到前降支的这道"桥"，是通畅率最高的一支！

总体而言，动脉桥的长期效果要明显高于静脉桥，但是静脉桥的获取方式和长度优于动脉桥。因此，需要根据患者的实际情况进行权衡和选择。以目前的技术还不能使用人造血管进行搭桥手术。为了提高手术效果和患者术后的生活质量，目前搭桥手术也会考虑使用多动脉桥。

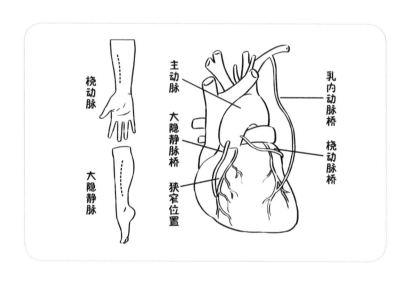

◎ 冠脉搭桥手术伤害大吗?

目前，大多数冠脉搭桥手术还是开胸手术。但是，一部分合适的患者也会采取肋间小切口的方式，该手术是在心脏的表面来操作，而不是解剖心脏，因此对心脏的损伤很小，而且手术的成功率很高，缓解胸痛症状效果也很好。但不可否认的是，开胸进行的冠脉搭桥手术，手术创伤较大，住院时间较长，术后恢复较慢，一般在 1 个月左右才能恢复正常生活。

在医生的细致讲解下，被诊断为糖尿病合并冠脉三支病变的老孟终于安心地接受了冠脉搭桥手术。术后2天，之前胸口憋闷的症状也完全消失了。

刘大夫说

冠脉搭桥手术属于外科手术，是以患者自身健康血管作为桥梁，使血流跨越冠状动脉狭窄的部位，从而缓解心肌缺血的治疗方法。虽然手术创伤较大，但是效果很好。因此，冠脉搭桥手术仍是治疗冠状动脉狭窄、心肌缺血最有效的手段之一。

心肌梗死的十大"魔鬼时刻"

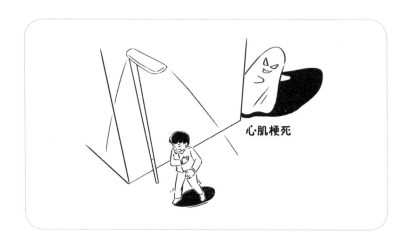

心肌梗死

研究发现，出现突然倒地、失去意识、停止呼吸和心跳这些猝死的症状，超过八成是由于心源性猝死导致的，比如急性心肌梗死。我们的心脏，在日常生活的某些时刻会更脆弱，也更容易发生猝死。下面，我为大家总结了急性心肌梗死的十大"魔鬼时刻"。

1. 暴饮暴食

如果吃太多，为了消化食物，血液会向胃、肠转移，供应心脏的血液也就相对减少，从而加重心肌缺血；如果吃的过于油腻，摄入脂肪太多，也会促进血栓形成，引发心肌梗死；过量饮酒会引起大脑兴奋，心率加快，血压升高，并可诱发心律失常。

建议: 每餐七分饱，清淡饮食，冠心病患者和中老年人别喝酒。

2. 用力排便

用力排便时需要屏住气，腹压升高，血压迅速上升，会增加心脏负担，诱发心绞痛、心肌梗死及恶性心律失常，严重时可造成猝死。

建议: 在排便时不要过于用力，大便不顺畅时，可用开塞露等辅助排便，平时也要适当多吃富含膳食纤维的新鲜水果、蔬菜和粗粮。

3. 洗澡

洗澡时全身血管扩张，长时间在密闭、缺氧的环境里，容易引起大脑和心脏缺血缺氧。

建议: 不要在饱餐或饥饿的情况下洗澡，洗澡水温应与体温相当，时间不宜过长，年龄较大或者行动不便的人最好在他人帮助下进行。

4. 剧烈运动

剧烈运动会迫使心脏加倍工作，强烈的收缩、舒张，会造成血压突然升高，心率过快，心肌缺氧，甚至诱发心肌梗死。

建议：做好热身运动，最好进行快走、慢跑等较温和的有氧运动，尤其老年人和心脏不好者应避免参加竞技性运动。若运动中出现胸闷、气短等不适，应立即坐下休息。

5. 过度悲伤

悲伤情绪无法排解时，交感神经系统会分泌出大量激素，使心跳加速、血管收缩，降低心脏泵血功能，继而引起胸痛、气短和休克等症状。

建议：保持心态平和，不要过度悲伤、焦虑。

6. 压力过大

连续加班、长期压力过大，交感神经系统会长期处于兴奋状态，导致心脏负担过大，可能引发心脏病。

建议：及时休息，劳逸结合，避免连续熬夜加班，学会释放压力和放松身心。

7. 情绪激动

看电视、打牌、下棋时常常久坐不动，若情绪突然激动，血压会一路飙升，心率增快，容易诱发心肌缺血。

建议：看电视、打牌、下棋时间不要过长，适当起来活动一下，避免长时间久坐不动和情绪激动。

8. 早上起床

早晨起床，从"半休眠"状态苏醒过来，呼吸、心跳加快，血流加速，这时对心血管的考验比较大，容易出现急性心肌梗死、脑卒中等心、脑血管疾病。

建议：晨起时，在床上活动四肢后再缓慢坐起。

9.睡觉"打呼噜"

"打呼噜"可能是睡眠呼吸暂停的一个表现，这个疾病在睡眠过程中反复出现呼吸暂停，可导致夜间急性心肌缺血，严重时还会诱发急性心肌梗死。

建议：睡觉"打呼噜"严重的人应该进行检查和治疗，排除风险。

10.气温骤变

气温骤变和低温时，容易提高发生心绞痛、心肌梗死和猝死发生的概率。一般来说，每年11月到来年的3月是猝死的高峰期。如果夏季贪恋空调，室内外温差较大时，也容易引发心脏病。

建议：冬天外出应做好保暖，夏季空调不要调得过低，尽量减少血压的波动。

刘大夫说

我为大家总结了日常生活中心肌梗死高发的十大"魔鬼时刻"。预防心血管疾病，不仅关系到冠心病、高血压、糖尿病、高脂血症患者，还关系到每一位健康者，只有把健康的生活习惯贯彻到日常生活中去，才能远离猝死。

拯救心脏

无胸痛性心肌梗死，疼在哪？

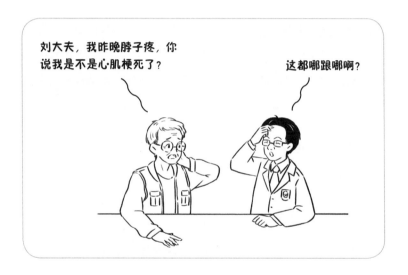

冠状动脉与冠心病

心脏，作为人体最重要的器官之一，负责给全身所有组织提供血液，而它本身也需要充足的血供，依靠的就是冠状动脉。冠状动脉并不是指一条血管，而是包括左右两支，以及往下的分支。这些动脉血管就像一个王冠一样，倒扣在心脏的表面，所以被称为"冠状动脉"。

我们的动脉壁由 3 层膜组成，分别是外膜、中膜和内膜，三层膜各司其职，又紧密结合，才能保证血液在血管中顺畅地流动。而高血脂、高血压、高血糖或吸烟等危险因素，都会损坏血管内膜结构，使血液中的血脂增多，容易沉积到血管内膜，并找准内膜的薄弱地方钻进去，同时，会吸引血液中的炎症细胞来到这里，和血脂一起发生化学反应。长年累月后，变成黏稠的"小米粥"样的斑块，占据血管腔的体积会越来越大，血管腔就会越来越狭窄，而弹性也会越来越差，这就是"动脉粥样硬化"。

冠状动脉出现粥样硬化会有两种后果。首先，是血管狭窄导致供应心脏肌肉的血流减少，心脏肌肉得不到足够的血液供应，会出现胸痛等心肌缺血的症状。其次，由于"小米粥"样的斑块越来越多，血管壁被撑得越来越薄，哪天斑块突然破了，"粥渣"进入血液就形成了血栓，堵住较细的血管。

当冠状动脉出现狭窄，甚至闭塞的时候，心脏本身的供血会受到影响，严重了则造成心肌梗死，甚至猝死。

总的来说，冠心病是由于血脂的聚集导致斑块形成，血管管腔逐步狭窄引发心绞痛，最终斑块破裂导致血栓形成，发生致命的心肌梗死。

有些疼痛不能忍

"坚强忍耐"是中华民族千百年来的优良传统，对待疼痛，很多人也是采用"忍字诀"，殊不知，疼痛背后，可能隐藏着杀机。

别以为我们医生在吓唬你，看看下面两个病例你就知道为什么了。

病例 1：肚子疼

58 岁的李先生，患高血压 5 年，平时血压控制良好。最近一周，每次爬楼之后就觉得肚子疼，但是，休息一会儿症状就能好转。由于疼痛时没有其他症状，而且这几天测量血压也不高，李先生觉得可能是肠胃问题，忍忍就好了。可是没几天，李先生爬完楼梯回家肚子疼了 4 小时都没有缓解，家里人就把他带到医院看急诊。

到急诊时，李先生由于疼痛剧烈已是满头大汗，手捂着肚子，但是没有出现恶心、呕吐，也没有出现胸部疼痛。

李先生究竟患的是什么疾病呢？

病例 2：左肩痛

48 岁的赵先生，除了标志性的啤酒肚，他觉得自己身体还挺不错的。不过最近一周他的左肩膀有些疼痛，赵先生以为是颈椎病犯了，去按摩机构做了几次按摩，虽然肩痛没有明显缓解，但也不影响工作。赵先生想着最近手头工作比较多，等过段时间空闲了再去医院做详细检查。

一天下午，赵先生左肩疼痛加重，且大汗淋漓、胸闷、气短、呼吸不畅。同事连忙拨打 120 将他送到了医院。

赵先生这又是怎么回事呢？

无胸痛也会是心肌梗死

现在，是时候揭开谜底了。

通过心电图检查，李先生和赵先生都出现了急性心肌梗死典型的表现，而随后的心肌酶谱检测也确定了急性心肌梗死的诊断。

虽然这两位患者出现了不同部位的疼痛，而且都没有出现急性心肌梗死的典型胸痛症状，但他们却都发生了急性心肌梗死，这在临床上称为"无胸痛性心肌梗死"。研究发现，我国急性心肌梗死患者中，三成以上的患者没有出现典型的胸痛症状。

正如前面的两个病例，急性心肌梗死可能没有典型的胸痛，但不等于没有症状，那么哪些症状需要引起我们的重视呢？

这些部位的疼痛要警惕

左上肢、肩部、后背、上腹、牙齿或者下颌，如果这几个部位出现没有诱因的疼痛，特别是运动后疼痛加重，休息后疼痛缓解，这时候就要警惕有可能是心肌梗死了。

伴随症状别忽略

当上述疼痛发作时，且伴有大汗、胸闷、气短、恶心、呕吐、乏力、心悸等症状，常常是急性心肌梗死的提示。

刘大夫说

　　疼痛是临床上最常见的症状之一，是身体出现故障的信号。当肩部、后背、上腹等部位出现不明原因的疼痛，并且伴有大汗、胸闷、气短等症状时，这可能是急性心肌梗死的表现。当疼痛来临，一味地忍耐不能代替治疗，甚至还会贻误治疗的时机！

陈旧的心肌梗死，需要处理吗？

前不久，朋友老周给我来电话，寒暄一番之后，他说最近单位组织体检，他的心电图检查提示陈旧性心肌梗死，他说从来没出现心脏不舒服，怎么会得心肌梗死呢？

临床上，像老周这样的情况还真不少，下面我就以老周为例详细讲讲陈旧性心肌梗死是怎么回事。

仅用心电图判断不靠谱

首先，你需要知道的是，陈旧性心肌梗死不能单靠心电图来判断。

除了陈旧性心肌梗死，另外还有一些疾病，比如，感染或脑血管意外等情况，或者正常人在某些特殊情况下，心电图检查也可能出现类似心肌梗死的异常。

如果手头有之前的心电图，可以进行对比。如果心电图一直如此，就不必惊慌，也无须治疗。

若是没有心电图可作对比，而且还有高血压、糖尿病等高危因素，那么就需要进一步检查来确诊。常用的检查方法有：动态心电图、平板运动试验、超声心动图、核素运动心肌显像等等。

无症状性心肌梗死

像我的朋友老周，患有糖尿病 6 年了，这时心电图提示陈旧性心肌梗死，就需要进一步检查来排除是否发生了无症状性心肌梗死。

无症状性心肌梗死也称为静息性心肌梗死，这些患者可以检查出心肌梗死的证据，但患者自觉没有心肌梗死的病史和症状，多见于年龄大和糖尿病患者。临床上，在非致死性心肌梗死的患者中，有 5% ～ 30% 属于无症状性心肌梗死。

发生无症状性心肌梗死，一方面，可能由于梗死面积较小，因此症状较轻；另一方面，可能由于患者对疼痛不敏感，比如，糖尿病患者常常有神经病变，故对疼痛感觉迟钝。

有症状却没发现的心肌梗死

除了无症状性心肌梗死患者，还有一些有症状却硬扛过来的心肌梗死患者。

不少患者发现了陈旧性心肌梗死后，在我们的一再追问下，才回忆起曾经有过胸痛、胸闷，甚至濒死的症状，只是这些症状可能经过几小时，或者几天后逐渐自行缓解了。

这里要提醒大家的是，有症状不能硬扛，该去医院就要去医院，这次能扛过去不代表能扛过下一次。有胸闷、胸痛症状一定要就医！

陈旧性心肌梗死怎么治?

如果确定患者发生了陈旧性心肌梗死，虽然心肌梗死病灶陈旧，但治疗却不可马虎。临床上，需要根据患者心肌梗死情况来进行个体化治疗，一般有以下两种情况：

第一种，梗死面积不大。这时应该按照冠心病患者进行药物治疗，主要是预防心肌梗死复发。

第二种，梗死面积较大。这时还需要进一步检查，判断心肌梗死后存活心肌的数量。如果存活心肌较多，可考虑采取介入手术或者冠脉搭桥手术治疗，来缓解这些存活心肌的缺血状态，这样能很好地改善患者的心脏功能，提高生活质量和远期生存率。

刘大夫说

心电图提示陈旧性心肌梗死，常见 3 种情况：心电图变异、无症状性心肌梗死和未就诊的心肌梗死。若确定为心电图变异，一般无须治疗；若为无症状性心肌梗死或未就诊的心肌梗死，需要根据患者的病变情况来确定采取药物或者手术治疗。

还吸烟？！小心心肌梗死复发

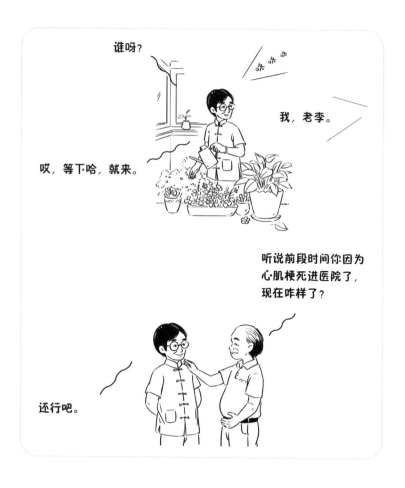

放了个支架，现在还行，觉着好多了，
就是还得吃一大堆药，别说这事儿了，
你这难得来，咱老哥俩杀两局去？

行啊，走着。

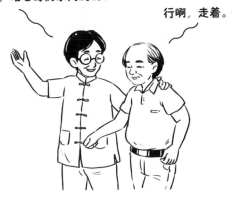

你这咋还抽烟啊，我可
听说抽烟能让心肌梗死
复发。

我都抽了几十年了，哪
能戒得了啊，支架都放
了，没事——诶，将军！

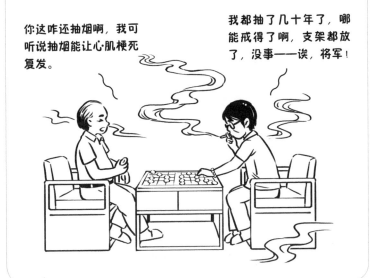

"心肌梗死放了支架，开通了血管就算痊愈了，不会再复发"，这个观念是错误的。心肌梗死患者复发比例很高，研究发现，第 1 次急性心肌梗死后幸存的患者，20% 会在第 2 次心血管疾病；而发生严重的冠状动脉疾病中，约有一半是既往有心肌梗死的患者。

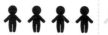

急性心肌梗死患者

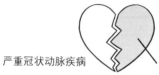

严重冠状动脉疾病　　　　　　　　　　　50%既往有心肌梗死

咋啦？咋啦？不行，得打 120！

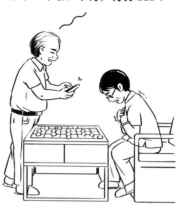

老张啊，你这次是心肌梗死后心绞痛，现在病情虽然暂时稳定了，但还得再观察观察。

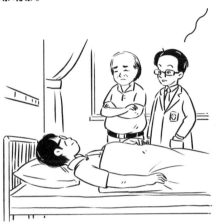

刘大夫啊，我这老哥们发病时正抽着烟呢，您跟他说说让他戒了吧，我跟他说他也不听。

老张，你这次二进"宫"，吸烟可能是"元凶"，烟还是戒了吧。

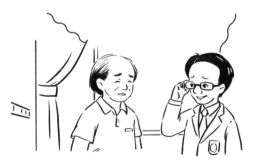

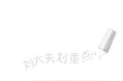

研究发现，心肌梗死复发与持续吸烟、慢性炎症性疾病、糖尿病和多支血管病变的关系更为密切，其中持续吸烟对预后影响最大。

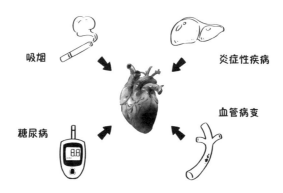

吸烟　　　　　　　　　炎症性疾病

血管病变

糖尿病

戒烟是预防心肌梗死复发最有效的方法，即二级预防策略，它可使心血管死亡率降低 50%。

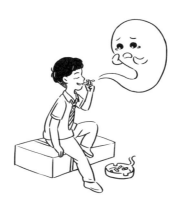

1个月后

哟，老张，好久不见，来，抽一口。

不了，谢谢您嘞，我听刘大夫的，已经戒了。你还别说，这抽着吧不觉着，这一戒，我不咳嗽了，精气神也高了，孙子也不嫌我有烟味了，还省下不少钱给我孙子买玩具呢，你也快戒了吧。

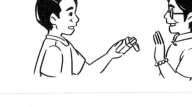

刘大夫划重点

戒烟不仅能预防心肌梗死，还有多个接地气的好处：戒了烟，咳嗽少了，口气更清新，皮肤更好，人更自信，工作更有效率，还能省下不少钱。

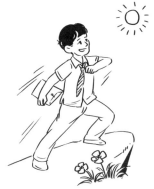

对心脏支架术患者家属的嘱咐

在家庭中陪护重病患者或协助患者康复的家人，我们称之为"照顾者"，下面的话题，就与照顾者相关。

目前，冠脉支架手术已经成为治疗冠心病的主要手段之一。2020年，我国完成了超过100万例的冠脉支架手术，这些患者背后是100万个家庭的支持和陪护，而如何陪伴患者过好"支架人生"，是一个非常重要的话题。

从患者出现症状开始，照顾者就要承担起陪伴、决策、护理，甚至抢救等责任。在疾病的不同阶段，照顾者的角色和需求都不一样。如果你的家人需要做冠脉支架手术，作为照顾者，你该如何应对？

诊断期：全面考虑后做出决策

若医生建议你的家人放心脏支架，那么，就需要考虑是否接受支架手术、放国产支架还是进口支架、去哪家医院做手术等。这时候，就需要一位冷静、理智的照顾者去了解和沟通情况，并做出最终决策。

如果是急性心肌梗死的患者，冠状动脉完全闭塞，对这些患者来说，迫切需要尽快开通动脉。如果所在医院具备介入手术的条件，应该马上进行手术，否则，应尽快转院或者接受溶栓治疗。

如果是稳定性冠心病患者，检查发现冠状动脉存在狭窄，这时候，需要评估动脉狭窄与心肌缺血的关系，常用的检查方法有无创的平板运动试验，或者在介入手术中使用压力导丝等有创手段来判断。当确定存在严重心肌缺血证据时，进行介入治疗才最有价值。

至于是放国产支架还是进口支架，大家需要注意的是，支架技术源于西方，进口支架完成的研究更早、更全面，但国产支架技术也在快速发展，其质量和疗效均不逊于进口支架，而且在费用上比进口支架更优惠。因此，选择支架要根据患者病情和家庭经济情况综合考虑。

说到费用问题，照顾者除了要了解支架的单价之外，还需要跟医生沟通植入支架的数量。此外，还要评估术后长期用药的费用，这些支出应该提前做好准备。

到底去哪家医院做手术呢？

首先，这家医院应该拥有先进的诊疗技术，硬件设施完备，患者满意度较高，最好还有著名的专家和团队。其次，如果这家医院拥有冠脉介入培训资质，或者已经开展冠脉介入治疗多年，那么这家医院就是首选。

围手术期：术前疏导和术后护理

患者手术前后的时期，称为围手术期。这个时期，照顾者则转换为陪护的角色。

手术前，照顾者除了陪同患者做术前检查、熟悉术后护理方式之外，还要疏导患者对手术的焦虑，因为家人的陪伴和安慰是对患者最大的支持。另外，患者和家属是否信任和配合医生，也是治疗成功与否的关键因素。

手术后，需要提醒患者制动患肢，帮助患者变换体位，从药物治疗、饮水、膳食、心理、运动等多个方面进行护理。

需要注意的是，介入治疗只是开通了血管，并不能治愈冠心病。支架术后，患者仍然需要接受治疗（包括药物治疗，控制血压、血糖、血脂，坚持良好的生活方式等），预防再次发病。

康复期：支持患者回归社会

患者出院后，更多问题将纷至沓来，照顾者需要了解术后的治疗方案、复诊计划、康复方式和日常护理要求等。

术后治疗方面：由于支架术后双联抗血小板聚集药物至少需要服用 12 个月，照顾者需要提醒患者规律服药，并监测患者的病情，比如监测血压、血糖；留意是否出现出血等不良反应，如皮肤黏膜出血、鼻出血、黑便等。

复诊计划方面：一般在术后第 1、第 3、第 6、第 9 个月和满 1 年，这几个时间点定期到医院复查，如果有特殊情况，应该立即到医院复诊。

康复方式方面：患者的运动康复和心理康复都应该重视。运动应该循序渐进，规律的有氧运动可以促进心脏功能的恢复。大部分心脏支架术后患者可以回归社会，照顾者需要帮助患者建立自信，支持他们重新投入正常的生活和工作。

日常护理方面：患者需要均衡饮食、控制体重、戒烟限酒，切忌卧床过多或久坐。照顾者还应该了解急救处理和疾病预防知识，以防患者出现紧急情况。

这个时期，照顾者和患者需要达成共识，共同为康复而努力。但在患者的康复初期，照顾者的压力最大，患者治疗、康复和护理的重担都落在了他们身上。因此，照顾者除了掌握陪护技能之外，也需要调整好自己的心态，照顾好自己的身体。

刘大夫说

从患者生病开始，家庭就是患者身心最主要的支持，而照顾者更是起到沟通、决策、支持等关键作用。

在患者经历确诊、手术和术后康复三个阶段中，照顾者也需要改变相应的角色，与医生积极沟通，正面影响患者，相互支持。

帮助患者回归社会是我们的最终目标。

第三章

心·肌疾病和心·力衰竭，一不·小·心就要命

暴晒也能引起心脏停跳

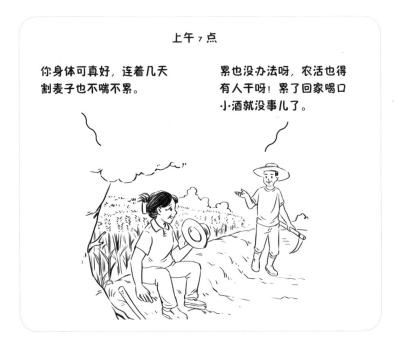

上午 12 点

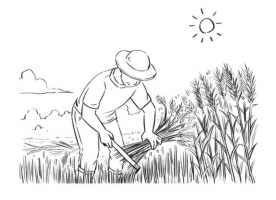

傍晚 7 点

让你不要大中午割麦子，你就
不听，这后背都晒脱皮了，怎
么身上还有点发热呢——

我觉得是有点冷，还有点头
晕，可能累着了，喝点酒，
睡一觉就好了。

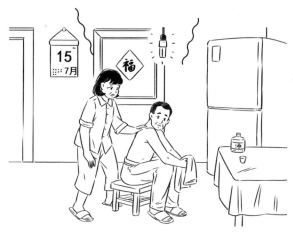

第二天上午 7 点

你头晕、发热，后背还疼，要不去卫生所看看？

没事儿，就是感冒发热了，我去拿点退热药和止痛药吃吃就好了。

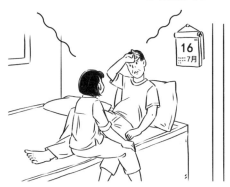

上午 8 点

你爸刚才又晕倒了，手脚还抽抽，不过一会儿就醒了，看起来又像没什么事，怎么办？

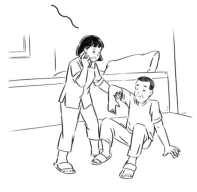

我马上回家，送他去医院看看。

上午 9 点

老李的心电图显示重度房室传导阻滞，这是严重的心律失常，赶紧转去人民医院吧。

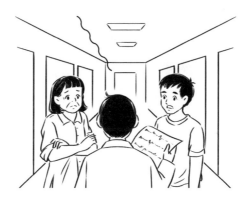

上午 9 点半

120 来电话，县医院要送来一位患者，路上反复晕厥、抽搐 20 多次，每次发作的时候心率为 0，马上请刘健教授过来，估计要上临时起搏器。

好的！

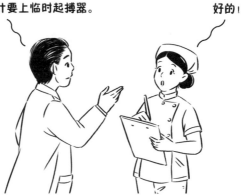

上午 10 点

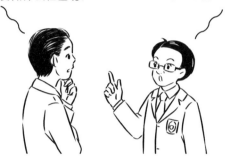

主任，老李已经上了临时起搏器，抽搐没有再发作，但是血压只有 60/40 mmHg，已经用了升压药，您看还需要做什么检查呢？

先查个血，看看心肌酶谱，另外也要做超声心动图看看心脏功能。

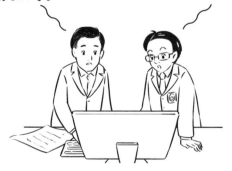

主任您看，老李的心肌损伤标志物升高了 600 倍！而且超声心动图显示射血分数只有 30% 了。

是的，提示大量心肌细胞坏死，心脏功能也下降到 30%，这是急性重症心肌炎的表现。

这就对得上了！老李昨天经历了暴晒，还做了长时间的重体力活动，极度疲劳，免疫力比较低，容易发生感染，引发急性重症心肌炎。

是的，老李还出现发热、怕冷、头晕这些症状，之后老李用药、喝酒也可能会加重心肌损害，导致心脏衰竭。

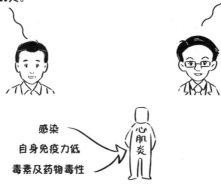

感染
自身免疫力低
毒素及药物毒性

医生，老李晕倒就是因为这个心肌炎吗？

是的，心脏的肌肉发生炎症，心肌细胞就会坏死，心脏就不能泵出足够的血液，由于器官缺血，老李才会反复晕倒。

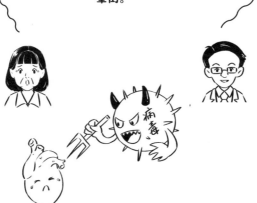

啊？心肌发炎了这么严重，怎么一开始就像感冒发热呢？

临床上心肌炎的症状确实多种多样，有些患者初期没有症状，如果有感冒症状，同时又有胸痛、呼吸困难、晕厥，就要怀疑可能是心肌炎。

初期	可能没有症状，或者有发热、全身疲惫、肌肉酸痛
进展	胸痛、呼吸困难
严重	晕厥、猝死

这个您不用太担心，绝大多数病毒性心肌炎都是可以治愈的，对症治疗后一般不会遗留后遗症。不过这次出院之后要避免劳累，好好休息，一段时间内不能干农活了。

那老李还能治好吗？

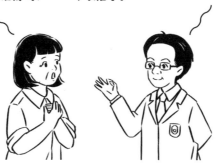

心碎并非真的了无痕

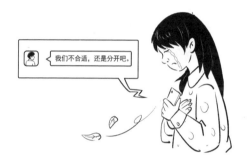

刘大夫，我女儿丽丽身体一直都很好，家里也没人得过心脏病。她年龄这么小，不会是患心肌梗死了吧？

您先别担心，丽丽的血液检查显示心肌损伤指标升高，心电图显示确实像"心肌梗死"，但是冠脉造影并没有发现严重的血管狭窄，因此并不是心肌梗死。

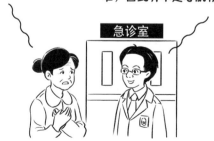

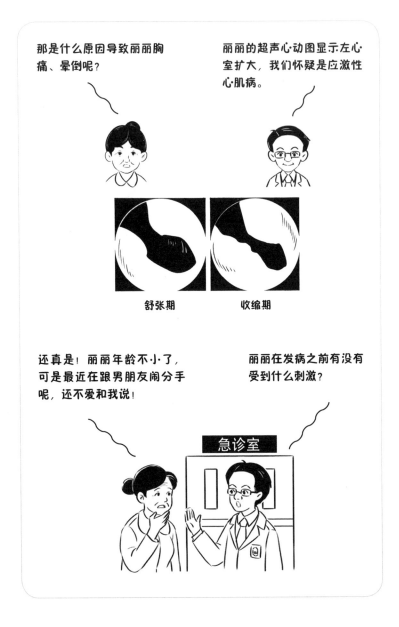

那是什么原因导致丽丽胸痛、晕倒呢？

丽丽的超声心动图显示左心室扩大，我们怀疑是应激性心肌病。

舒张期

收缩期

还真是！丽丽年龄不小了，可是最近在跟男朋友闹分手呢，还不爱和我说！

丽丽在发病之前有没有受到什么刺激？

急诊室

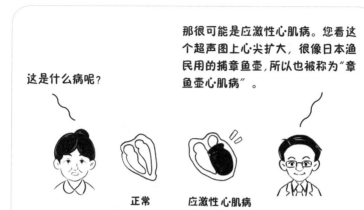

这是什么病呢？

那很可能是应激性心肌病。您看这个超声图上心尖扩大，很像日本渔民用的捕章鱼壶，所以也被称为"章鱼壶心肌病"。

正常　　应激性心肌病

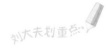

刘大夫划重点

这是一种由于心理或者身体受到刺激而诱发的局部暂时性左心室功能障碍综合征，所以也叫"心碎综合征"。这个病的症状、心电图，甚至血液检查结果都和急性心肌梗死很相似，故需要进行冠脉造影检查来确诊。

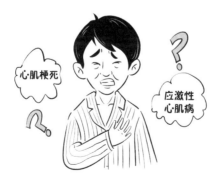

心肌梗死

应激性心肌病

刘大夫，是不是因为孩子心理素质不好才这样呢？

这还真不是，虽然应激性心肌病的机制没有完全确定，但是跟强烈的负面情绪引起的应激反应有密切关系。

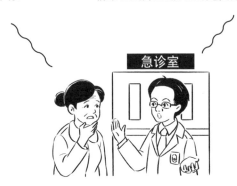

没错，像悲伤、愤怒、抑郁、压力等会使人产生不良的生理反应，如血压升高和激素紊乱等，从而引起心血管疾病和免疫功能减退。除了会引发应激性心肌病，还可能引起心肌梗死、心源性猝死等严重疾病！

心情不好还会影响心脏吗？

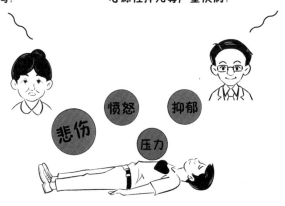

您不用担心，这种应激性心肌病一般是一过性的，大多数的时候，患者可以在 1 个月内完全康复。现在看，丽丽需要住院几天，先对症治疗，并且观察是否出现并发症。

那可怎么办，能治好吗？

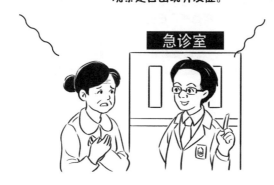

妈，我这种病还会再犯吗？

刘大夫说了，这个病复发率不高。年复发率为 1.5%，6 年累积复发率为 5%。

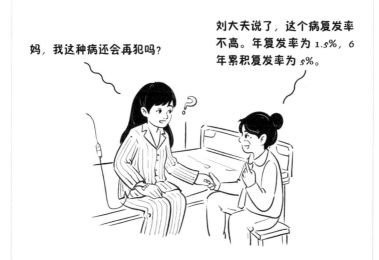

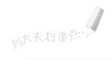

年龄大的女性更容易出现这种疾病，最常见的症状就是胸痛、呼吸困难和头晕，还可能出现虚弱无力和晕厥。如果出现类似症状，一定要及时就医，避免更严重的后果发生！

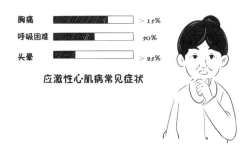

应激性心肌病常见症状

心脏更喜欢正面、积极的情绪，生活态度乐观，性格开朗，遇事宽容，待人友善，常怀感恩的心，这些情绪和性格特点不仅可以降低罹患心脏病的风险，还可以减轻心脏病患者的病情。

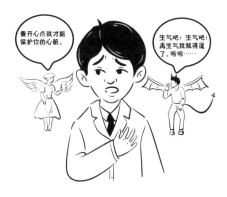

要避免再次"心碎"，一定要学会管理情绪。如果遇到不开心的事情，要选择适当的途径排遣和发泄出去，比如运动、听音乐，多和身边的人沟通。

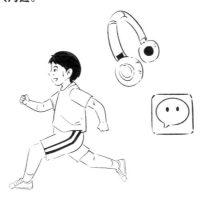

3 天后

丽丽没事吧，怎么还去医院了？

是情绪激动导致的"心碎综合征"。咱们这个岁数也得注意，医生说了，负面情绪会影响心脏健康，过激的情绪需要及时排解，积极的心态才有利于心脏健康。

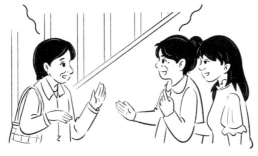

1 个月后

丽丽的各项指标都已经恢复正常了，恭喜你痊愈了。

感谢刘大夫的开导！我现在感觉身体和心理都很健康，和妈妈的关系也更好了。

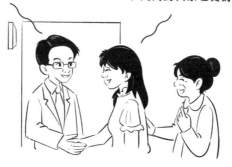

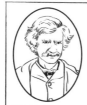

马克·吐温曾说："时光荏苒，生命短暂，别将时间浪费在争吵、道歉、伤心、责备上。花时间去爱吧，哪怕只有一瞬间，也不要辜负。"

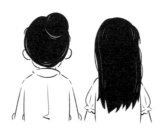

感染性心内膜炎，拔牙惹的祸

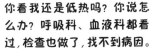

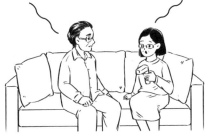

你看我还是低热吗？你说怎么办？呼吸科、血液科都看过，检查也做了，找不到病因。

老张，你这样反复低热可不行，要不去心内科问问刘大夫？

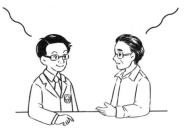

老张，我看到你的病历了，你患有心脏瓣膜疾病，最近3周反复低热，还有其他不舒服吗？

刘大夫，我就是还有点胸闷，可能是低热造成的吧。

对了，3个月之前我去拔了牙，跟这个应该关系不大吧？

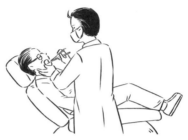

很可能是相关的，您先去做个超声心动图，查个血，等结果出来就知道了。

刘大夫，这超声结果写着"动脉瓣赘生物"是啥意思，我这是什么病啊？

心脏彩超诊断报告单

姓名 老张	性别 男	年龄 62岁	来源 门诊

超声影像	超声提示:
	主动脉瓣赘生物形成

你的情况应该是感染性心内膜炎。

什么是感染性心内膜炎呢？

感染性心内膜炎就是心脏的内膜表面受到微生物感染发生的炎症，一般累及二尖瓣和主动脉瓣。

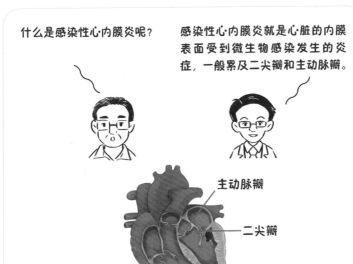

主动脉瓣

二尖瓣

简单地说，就是拔牙造成口腔黏膜损伤，口腔里的细菌跑到血液里，然后这些细菌随着血流到你的主动脉瓣，这里本来就有病变，再加上细菌在这安营扎寨，就形成了赘生物。

这些微生物从哪里来的呢？跟拔牙有什么关系？

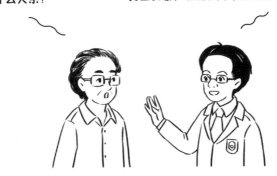

口腔细菌

拔牙后细菌入血

细菌流到
心脏瓣膜

形成赘生物

因为我有瓣膜病，所以才容
易发生感染性心内膜炎吗？

是的，瓣膜病是感染性心内
膜炎的高危人群。

感染性心内膜炎发病的三要素：

1.基础心脏病变。

2.病菌入血的创口。

3.病菌毒力强。

感染性心内膜炎的高危人群

患各种心脏瓣膜病

患先天性心脏病

患梗阻性肥厚型心肌病
等基础心脏病

长期服用
糖皮质激素治疗者

刘大夫，这病严重吗？

是的，心脏瓣膜上的赘生物如果脱落，随着血液流动，很可能堵塞动脉，引发脑梗死、脾栓塞、肾动脉栓塞等严重并发症。

脑梗死

脾栓塞

肾动脉栓塞

没错，你需要先做个血液培养，看看是什么病菌引起的，好对症用抗生素，不过你的瓣膜赘生物不大，应该不需要手术治疗，药物治疗应该就可以。

这么严重，是不是得住院？

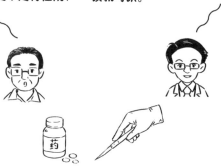

药物治疗　　　手术治疗

2周后

老张，你恢复得不错，可以出院了。出院后一定要注意口腔健康，按医嘱继续服用抗生素。要是再出现发热、寒颤等症状，要马上到医院就诊检查。另外，出院后第1、第3、第6、第12个月要回来复查。

好的，我一定注意！

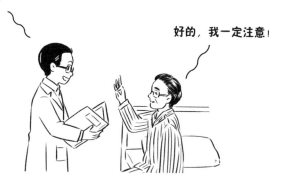

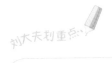

预防感染性心内膜炎

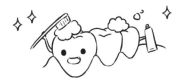

1、注意口腔、牙齿和皮肤卫生，防止黏膜破损后继发感染。

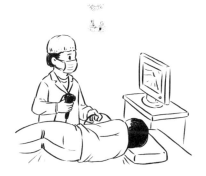

2、高危人群尽可能避免有创医疗检查和操作，如气管镜、胃镜等，如必须进行，要严格遵守无菌操作规范。

一动就喘，小心心衰

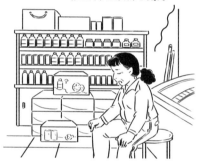

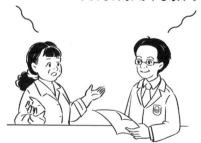

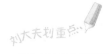

刘大夫划重点

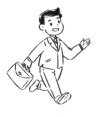

正常心脏：
跳动有力，为身体各处输送充足的血液，全身正常运作。

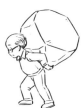

发生心衰：
心脏"效率"下降，没有足够的动力泵出血液，导致血液淤滞在静脉中，引发各种症状。

心都衰竭了？那是不是很严重？

心衰是很多心脏疾病严重阶段的表现，像您有高血压和冠心病，不注意的话就容易出现。

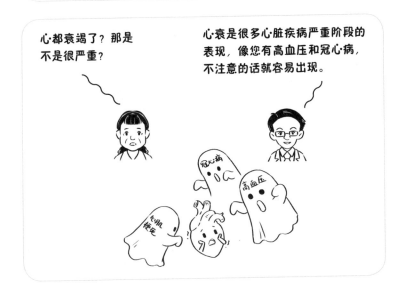

刘大夫，我这病怎么一下子就这么严重呢？

心衰有一个由轻到重的过程。可能在很早之前，心衰症状已经出现在你的衣食住行之中，只是你没有发现。

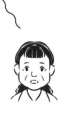

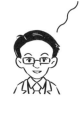

奇怪了，这拖鞋我每天早上穿都合适，一到晚上就穿不上了。

你的脚好像有点儿肿，多泡泡脚没准儿就好了。

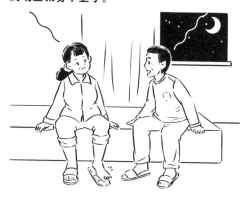

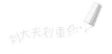

心衰会导致血液无法正常回流到心脏，淤滞在身体的下垂部位，可见双下肢肿胀，一按一个坑。

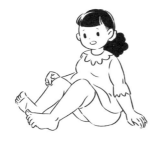

冠心病
+
双下肢水肿   怀疑心衰
+
早上轻晚上重

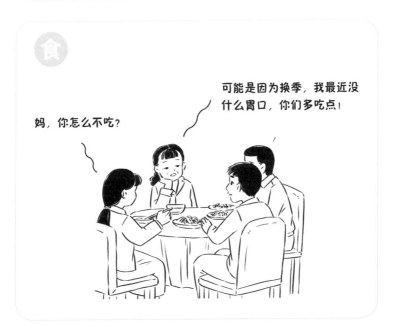

可能是因为换季，我最近没什么胃口，你们多吃点！

妈，你怎么不吃？

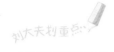
刘大夫划重点

当心·衰患者出现右心·功能下降，会出现疲乏、消化不良、食欲不振的表现。

食欲差

恶心、呕吐

腹胀

腹泻

右上腹痛

住

你为什么要用这么多枕头？

这两天睡觉总觉得憋得慌，枕头高点儿才能睡得着。

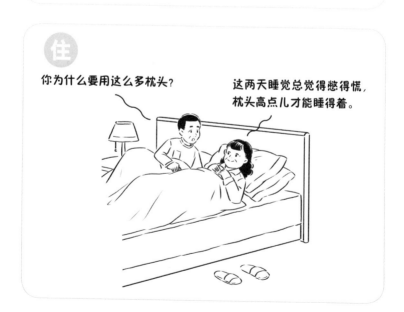

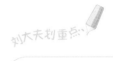

刘大夫划重点

心衰导致心功能下降，严重则出现肺淤血，晚上平躺时可能出现咳嗽、呼吸困难，入睡后突然憋气惊醒，需要头枕高位或者坐起来才能缓解。

夜间
呼吸困难加重

入睡后
憋气惊醒

采取坐位
来缓解

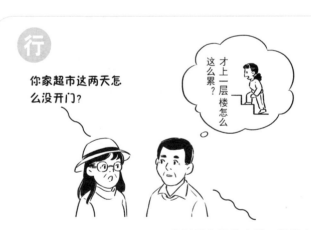

刘大夫划重点

心衰导致心脏血液循环障碍，体力活动时，增加了肺部压力，出现呼吸困难的症状，称为"劳力性呼吸困难"，表现为活动能力明显下降，比如，以前走 100 米不会心慌、气短，最近走 50 米就喘不上气，或者心跳加速。

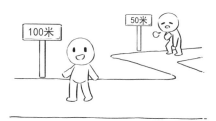

我以为这些都是小事呢，没想到是心脏的问题。

心脏病患者必须了解心衰症状，我们说："心衰是心脏病治疗的最后战场"，只有早诊断，早治疗，才能控制病情，保护生命。

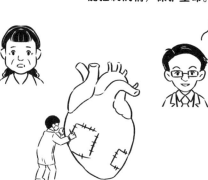

心衰患者出院了，还要注意什么？

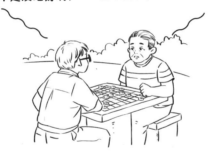

李大哥，你这眼皮有点儿水肿啊，是不是没睡好啊？

不是，上个月去人民医院看了，刘大夫说我有心衰，所以身体有些地方水肿，住了半个月院就回家了。

那你回家之后还继续治疗吗？

有啊，大夫跟我说了注意事项。不过我要吃好几种药，有点儿记不清了，有些吃了，有些好像没吃。

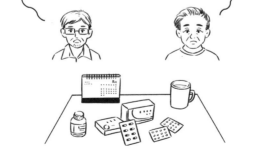

你这样可不行，得去找医生问问清楚。

确实是，这不到一周时间我就搞混了，明天去医院再问问刘大夫。

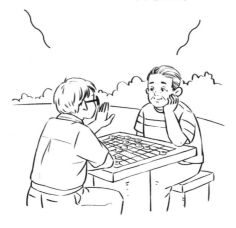

老李，我看你眼皮有点儿肿，药物有按时吃吗？

不好意思，治疗心衰的这些药，我给忘记服药时间了。

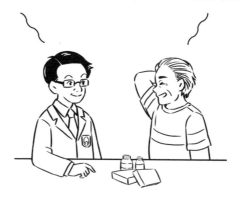

这好办，您带手机了吗？我帮您定几个提醒闹钟，闹钟一响，您按时吃药就行。

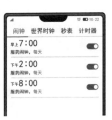

那太好了，再也不怕过了服药时间了。

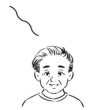

刘大夫，我还担心会重复服药，这有办法吗？

别担心，买个分装药盒就能解决，这种药盒可以把一周的药物按服用时间分装起来，这样就不用担心重复服药了。

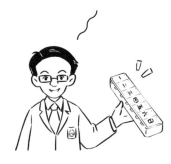

刘大夫划重点

心衰患者出院后的注意事项一：规律服药
无论您的心衰是最近诊断的，还是属于慢性的；无论您感觉症状好转，还是症状加重，都必须规律服药。
应该把服药视作生活的基本项目，如同每天都要刷牙、洗脸一样。

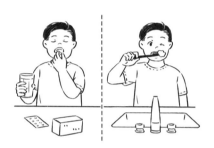

帮我盛点儿汤去，听大夫的话最近茶喝得少，饭要再不带点儿汤就吃不下了。

我给你少盛点儿吧，你忘了上次刘大夫怎么说的了？汤水也得算在每天要摄入的"水"里头呢！

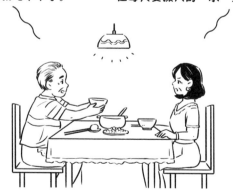

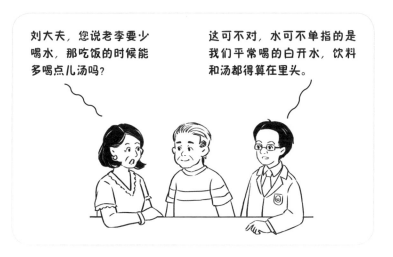

刘大夫划重点

心衰患者出院后的注意事项二：限制水、盐摄入
轻度和中度心衰患者不用限制液体摄入量，重度心衰患者每天摄入的液体量应少于 1.5 L，不应超过 2 L（注意加上食物中的水分），保持每天出入量平衡。

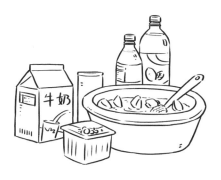

饮食方面，心衰患者适合食用清淡、容易消化的食物，可以采取少食多餐的方法，还要严格控制盐的摄入量。

食盐摄入量：
轻度心力衰竭患者＜5克／天

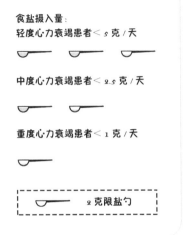

中度心力衰竭患者＜2.5克／天

重度心力衰竭患者＜1克／天

2克限盐勺

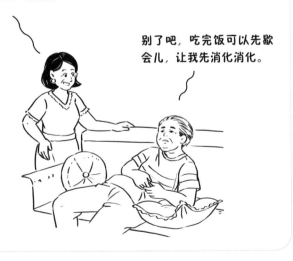

老李，吃完饭别窝在沙发上，走，咱们出去散散步去。

别了吧，吃完饭可以先歇会儿，让我先消化消化。

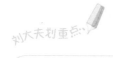

心衰患者出院后的注意事项三：适当运动强心脏
病情比较稳定的患者应该从低强度运动开始，适当做些有氧运动。
比如，每天运动 10 分钟，每周 3 次，逐渐增加，最后增加到每
次 30 分钟，每周至少 5 次。

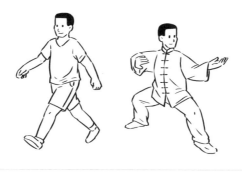

老李，该称称体重了。

好的，刘大夫说了，体重是观察
心衰病情的"一杆秤"，我得每
天称一称。

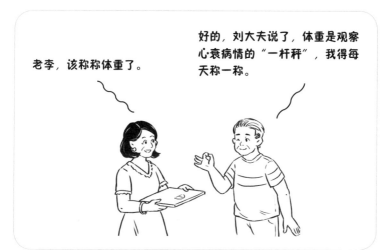

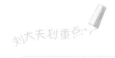

心衰患者出院后的注意事项四：监测病情称体重
建议心衰患者每日在晨起排尿之后、进食之前称重并记录，比较每天和前一天、前一周的体重情况，如果体重变化超过2千克，要及时与医生沟通。

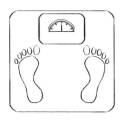

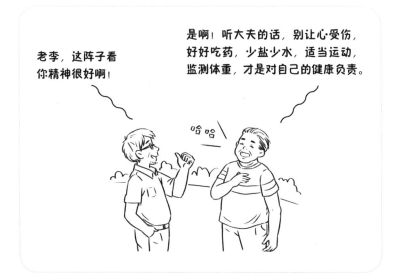

老李，这阵子看你精神很好啊！

是啊！听大夫的话，别让心受伤，好好吃药，少盐少水，适当运动，监测体重，才是对自己的健康负责。

哈哈

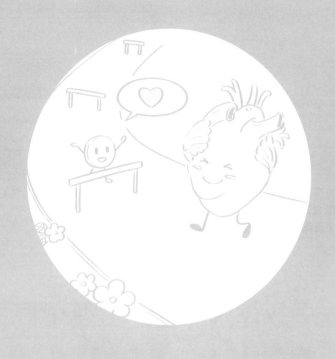

第四章

药物，选对也要吃对

硝酸甘油的前世今生

提到心脏病急救药物，很多人首先会想到硝酸甘油，不过你知道吗？硝酸甘油从诞生到用于疾病治疗，经过了长达 30 年的曲折历程，下面我们一起来回顾一下这段历史。

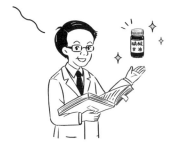

说到硝酸甘油的诞生，就要先了解一下当时的时代背景。18 世纪 60 年代，随着第一次工业革命的开展，医药化学和冶金化学也有了长足的发展。质量守恒定律、酸碱中和定律和大量的化学元素被发现，为硝酸甘油的诞生奠定了基础。

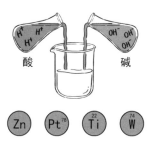

1847 年冬天的某一天，意大利青年化学家苏布雷罗把浓硝酸和浓硫酸的混合液，一滴滴地滴入大杯的甘油中，一边滴入一边搅拌。

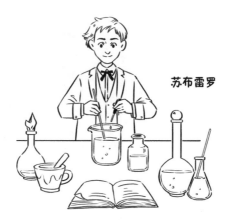

苏布雷罗

很快，在甘油的底部，出现了一种黏性，像浓鼻涕般的油状物。苏布雷罗并不知道，改变世界的硝酸甘油，就这样在他的手里诞生了。

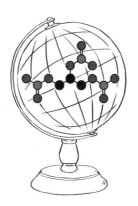

苏布雷罗的实验，看起来很顺利，可意外的是他还没来得及高兴就开始羞愧了。从此，硝酸甘油被苏布雷罗视为恶魔般的存在。

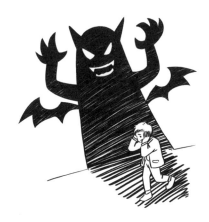

原来，苏布雷罗在给硝酸甘油加热、浓缩的提纯过程中，发生了爆炸。虽然做了严密的防护，但他的脸还是留下了严重的伤疤。

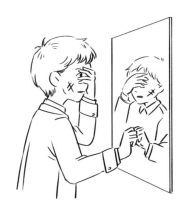

经过反复研究后，他发现引起爆炸的物质正是硝酸甘油。硝酸甘油的性质极其不稳定，脾气坏极了。不仅很难控制，还极容易引爆。

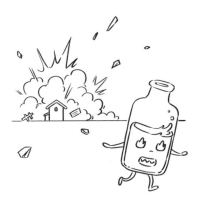

当我想到所有在硝酸甘油爆炸中丧生的受害者，我就很羞愧，不愿承认自己是它的发现者。

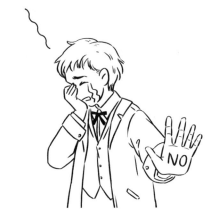

与苏布雷罗的态度相反，一位著名的瑞典化学家——诺贝尔却从这剧烈的爆炸中看到了巨大的商机。因为他从小·就对炸药痴迷，对硝酸甘油也产生了强烈的兴趣。

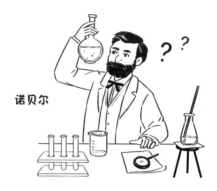

诺贝尔

苏布雷罗也屡次劝告过后来成为他学生的诺贝尔。但他不顾劝阻，整天泡在实验室潜心·研究能让硝酸甘油稳定的方法。

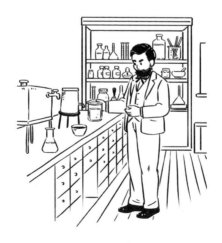

终于, 诺贝尔摸清了硝酸甘油的"脾气", 研制出了新型的炸药。为了这项发明, 诺贝尔付出了巨大的代价, 包括他弟弟的生命。

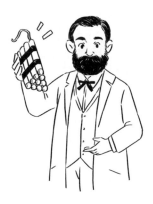

新型炸药广泛用于军工、开矿等行业, 诺贝尔因此获得了巨额财富, 并以此设立了诺贝尔基金。此基金所产生的利息作为对每年为人类作出杰出贡献的人的奖励, 这就是世界上最著名、最权威的科学奖项——诺贝尔奖。

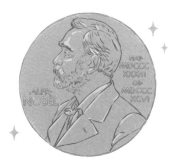

19世纪下半叶，诺贝尔发明的硝酸甘油炸药广受欢迎，很多国家开始工业生产。

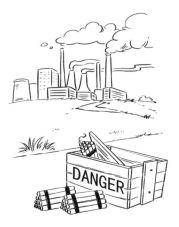

但英国的一家炸药厂却接连发生工人在家猝死的怪事。人们怀疑到硝酸甘油，因此，硝酸甘油被列为了头号"嫌疑犯"。

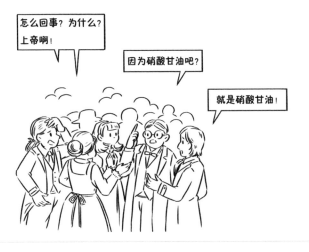

随后的系列调查不但让硝酸甘油洗脱了嫌疑，还让它变成了"良药"。

原来这些工人早就患有冠心病，工作时吸入硝酸甘油尘粒，冠状动脉扩张，使病情稳定。而他们在家里休息时，由于不能及时吸入硝酸甘油，从而导致了发病、死亡。

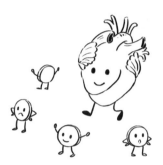

硝酸甘油的这个作用立刻引起医药专家的重视，硝酸甘油从兵工厂走进了制药厂。直到今天，硝酸甘油仍是治疗冠心病急性发作的主要药物。

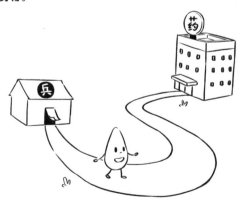

诺贝尔虽然有光辉的成就，可是，命运弄人，诺贝尔的健康情况在他一生中的大部分时间都不太好，晚年更是深受心绞痛之苦。但他怎么也没想到，自己一生与之打交道的硝酸甘油就能救自己。

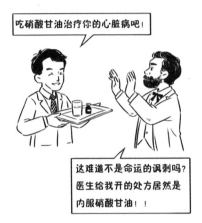

硝酸甘油从诞生到广受欢迎的炸药，再到冠心病治疗药物，经历了 30 年，可是它的脚步没有被提纯时的爆炸吓退，也没有因为制作硝酸甘油工人的猝死而停歇。

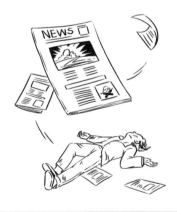

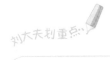

一种经典的药物，需要历经千百次的研究、失误，甚至受伤、致死，凡此种种，其实都是它走向经典的铺路石。

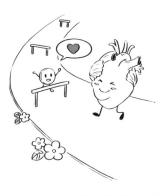

说起心脏病急救，很多人首先会想到硝酸甘油。作为心脏病急救药，硝酸甘油虽然已经在临床上使用了100多年，但是一些患者由于用药误区导致了硝酸甘油无效。

硝酸甘油为何无效？

老张患有冠心病已经6年了，之前偶尔也会出现心绞痛发作，舌下含服1片硝酸甘油很快就能缓解。因此，他经常随身携带着硝酸甘油。不久前，老张多年未见的老战友前来拜访，他的心情特别激动，不曾想聊着聊着，竟然心绞痛发作，老伴儿赶紧让他在舌下含服了1片硝酸甘油。可按照说明书要求的每隔5分钟1片，连用了3次，疼痛都没有缓解，大家赶紧手忙脚乱地将他送到医院抢救。

康复后老张很纳闷，硝酸甘油明明还在保质期内，为什么不管用了呢？

其实，硝酸甘油通常在生产日期后2～3年失效，但这是建立在药品未开封，而且保存良好的基础上。如果经常开盖取药，它的有效期只有3～6个月。

不过，当老张拿出了他的硝酸甘油，我才知道真正的原因所在。

原来，他的老伴儿为了使硝酸甘油便于携带，前 2 周把药片换成了密封塑料袋包装。

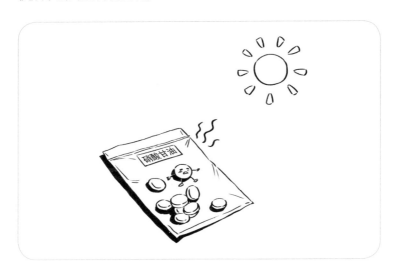

硝酸甘油的化学性质很不稳定，因此，需要存放在阴凉、干燥处，并且应该避光保存，一般使用棕色玻璃瓶存放。而塑料袋一不遮光，二不防热，时间一久，硝酸甘油就失效了。

硝酸甘油存放有讲究

硝酸甘油是急救用药，故保证药效尤为重要，而它的存放也大有讲究。我为大家总结了以下三点注意事项。

第一，避光保存。建议大家使用硝酸甘油原包装的棕色瓶子存放，尽量避光，每次取药应快开、快盖，用后盖紧。

第二，禁止贴身存放。硝酸甘油具有挥发性，遇热更易挥发，若贴身保存，体温将使其分解而失效，可以把硝酸甘油放在包里随身携带，以备不时之需。

第三，半年一换。为了保证药效，已开封的硝酸甘油应该每6个月更换一次，当打开一瓶新的硝酸甘油时，记得在药瓶上注明开瓶时间。

需要提醒大家的是，如果硝酸甘油未失效，在舌下含服时，会有麻辣、烧灼的感觉，如果没有这种感觉，说明药物已经失效，不可再用。

除此之外，大家在使用硝酸甘油的过程中可能会遇到下面三个误区。

硝酸甘油的使用误区

误区一，用水吞服

有些患者以为硝酸甘油和其他药一样，吞服才有效。

事实：硝酸甘油应该舌下含服。

如果硝酸甘油从食道吞服，大部分的有效成分将被肝脏降解，只剩下不到10%的有效成分，所以硝酸甘油禁止吞服！

采用舌下含服硝酸甘油，药物可以通过舌下丰富的静脉快速进入血液，会加快起效速度，增加药物的利用度。

误区二，站着用药

硝酸甘油常常在突发情况下使用，很多患者在胸痛发作时想尽快服用硝酸甘油，因此多采取站着服药的姿势。

事实：不可忽略硝酸甘油的用药"姿势"，坐着或半躺着最好。

上次我们说到，硝酸甘油有降低血压的作用，如果站着服药，由于重力作用，血液会淤积到下肢，容易造成脑供血不足，进而引发体位性低血压，出现头晕、跌倒，甚至晕厥等不良反应，所以不可站着服用硝酸甘油。

如果躺着服药，虽然能避免体位性低血压，但是会增加回心血量，这会增加心脏的工作量，达不到快速缓解心绞痛的目的。

服药时采用坐位或半卧位，既可以减少心脏工作量，也可以防止因脑部供血不足引起体位性低血压。

误区三，只用 1 次

有些患者不了解硝酸甘油的用药方法，也害怕药物的不良反应，在胸痛发作时只用 1 次药，即使胸痛不缓解，也不再加用。

事实：若含服 1 片硝酸甘油后胸痛仍不缓解，间隔 5 分钟左右可再次含服 1 次，每次 1 片，不可服用超过 3 次。

硝酸甘油一般在 2～3 分钟起效，5 分钟达到药效高峰，因此，如果 1 次用药后胸痛不缓解，可在 5 分钟后再次含服。另外，短时间内大量服用硝酸甘油也是不可取的，这样会增加低血压的发生风险。

若是含服 3 片硝酸甘油症状仍不缓解，需要警惕急性心肌梗死的可能，这时候建议患者立刻拨打"120"，尽快就医。

通常只要避开这些误区，大部分患者用硝酸甘油治疗心绞痛都很"灵"。不过，有些患者即使做到了以上几点，但还是感觉硝酸甘油用着用着就"不灵"了。

硝酸甘油耐药

我出门诊时碰到冠心病患者老周来复查，他很纳闷，为什么最近使用硝酸甘油没有以前起效快，怀疑冠心病加重了。

我让老周做了心电图、超声心动图等检查，没有发现冠心病加重的迹象。

再次详细询问老周后发现，硝酸甘油效果差可能是使用不当引起的。

原来，老周最近 2 个月常常在晚上出现心绞痛症状，附近社区医院推荐他使用硝酸甘油贴片，他一连用了 1 个多月。因此，在间隔时间较短的情况下，再使用硝酸甘油片剂，就会出现效果不明显的现象，这种由于连续用药，硝酸甘油的作用减弱或消失的现象称为硝酸甘油耐药。

在临床上，硝酸甘油耐药现象是比较常见的，那为什么会出现这种现象呢？

有三类常见原因：

第一，硝酸盐类药物用多了。有些患者像老周一样连续用了很多硝酸甘油贴片；还有些患者持续静脉滴注硝酸甘油，或者连续大剂量服用。这些情况都可能使身体耐受药物从而降低疗效。

第二，因人而异。由于遗传的影响，有些人对硝酸甘油很敏感，而有些人则特别不敏感，后者就容易产生耐药性。

第三，同时吃了不该吃的。长期饮酒、服用安定等镇静催眠药，会加快硝酸甘油的代谢，使它更快失效，从而产生耐药性；大剂量服用吲哚美辛等镇痛消炎药，会抵消一部分硝酸甘油的治疗作用。

◎ 破解硝酸甘油耐药

知道了原因，就可以针对这些原因来避免耐药现象。比如，在使用硝酸甘油时，应该小剂量、间断地用药。一般来说，硝酸甘油的用药间隔要在半天以上。另外，在服药期间需要禁酒，同时也要注意与其他药物的相互作用。

如果出现硝酸甘油耐药现象，怎样缓解心绞痛呢？这里给你支几招。

第一，换个剂型。临床发现，出现耐药的患者使用不同剂型的硝酸甘油仍然可以缓解心绞痛。市面上硝酸甘油剂型很多，可以交替使用，避免大剂量或长时间用同一剂型。

第二，换种药物。如果出现硝酸甘油耐药，可以换用有缓解心绞痛功效的中成药，如速效救心丸。

第三，加些药物。如果心绞痛发作频繁，可把硝酸甘油与 β 受体阻滞剂（如倍他乐克）等药物联合应用，以减少耐药。

刘大夫说

　　硝酸甘油是急救用药，只有平时多了解，才能在急救时避免用药误区。

　　1. 硝酸甘油性质不稳定，怕热又怕光，正确储存药物对发挥药效至关重要。

　　2. 使用硝酸甘油需要舌下含服，最好采取坐位姿势服药，如果 1 次无效，可间隔 5 分钟再服，但不可连用 3 次以上。

　　3. 硝酸甘油作用减弱或消失，可能由于硝酸甘油耐药引起。

他汀类药物的这些谣言，你得知道！

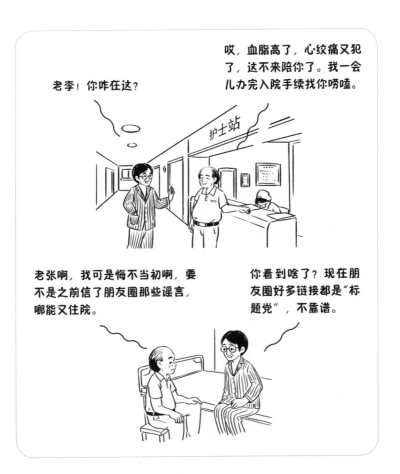

一年前

长期吃他汀类药物，伤肝还溶肌！

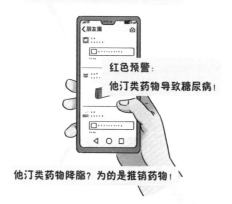

红色预警：
他汀类药物导致糖尿病！

他汀类药物降脂？为的是推销药物！

吃他汀类药物不良反应大，随吃随停！

当时看完给我吓一跳，我血压和血脂都高，如果因为吃他汀类药物再出毛病，不是得不偿失嘛，我就把药停了——这不又住院了。

你咋知道是停药惹的祸呢？

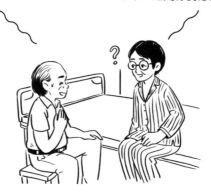

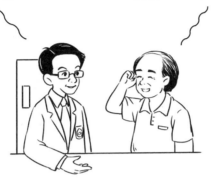

老李啊，这次化验血脂挺高的，之前给你开的他汀类药物按时吃了吗？

之前看朋友圈说他汀类药物不良反应很大，我就给停了。

其实任何药物都有不良反应，但是我们要权衡获益和风险。比如，每 1000 名用他汀类药物治疗的患者会增加 1 名新发糖尿病，但是同时也预防了 5 次心血管疾病的发生。从这个数字看，用他汀类药物的好处比风险大很多。所以他汀类药物还是可以吃的。

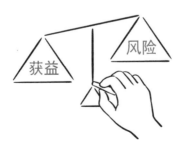

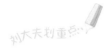

吃他汀类药物不良反应很大，得不偿失。

实际上，他汀类药物的不良反应发生率低，获益远超风险。

他汀类药物随便吃吃就行，可以随时停药。

实际上，他汀类药物不可以随意停药，因为这样会大大增加心肌梗死和脑卒中的风险。

听刘大夫说完，我算是明白了，他汀类药物虽然有不良反应，但不是人人会发生，不吃他汀类药物的心肌梗死和脑卒中风险比他汀类药物带来的不良反应大得多。

谣言害人不浅啊，我之前也吃过亏。

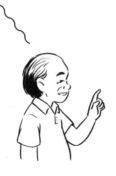
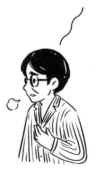

我一开始就没吃。他汀类药物不是降胆固醇嘛，听说胆固醇对人体必不可少，我寻思鸡蛋的胆固醇含量那么高，我天天吃也没啥事，于是就没吃大夫给开的他汀类药物。

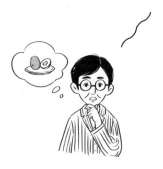

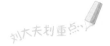

胆固醇是人体细胞的重要成分，没有胆固醇就无法生存，而且，没有证据表明胆固醇与心脏病有关。

实际上，胆固醇确实必不可少，它分为高密度脂蛋白胆固醇、低密度脂蛋白胆固醇等，但低密度脂蛋白胆固醇就是导致冠心病的主要罪犯之一。

吃高胆固醇食品不会致死，他汀类药物降脂只是药厂为了推销药物而制造的噱头。

实际上，血液中 ⅔ 的胆固醇是由肝脏合成的，饮食摄入的只占很少的部分。而他汀类药物可以抑制肝脏合成胆固醇，从而降低血脂。

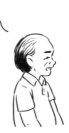 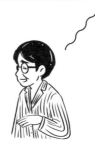

那后来有事吗？

我当时没吃他汀类药物，但是把烟戒了，还天天打太极拳，不过复查血脂还是高。刘大夫说戒烟、运动的降脂效果是不够的，还得吃药。后来我就把他汀类药物加上了，血脂还真就慢慢降下来了。

刘大夫划重点

肥胖、运动少、吸烟的危害要比低密度脂蛋白胆固醇水平升高对心脏的危害大得多，减肥、运动、戒烟才是正事。

实际上，减肥、健康饮食、规律运动、戒烟这些健康的生活方式确实有助于控制血脂。但是，这些生活方式的改善只能使血脂降低 5% ~ 10%，这对于患者来说是不够的。健康的生活方式加上他汀类药物的治疗，才能更有效地控制血脂，降低心血管疾病的发生。

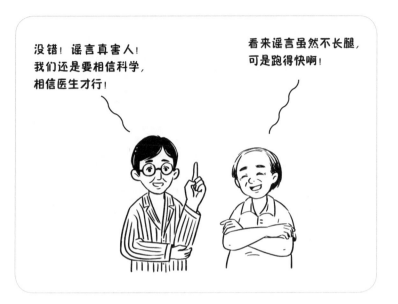

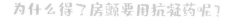 为什么得了房颤要用抗凝药呢？

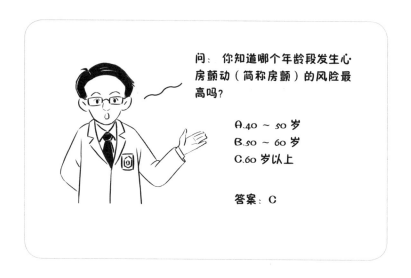

问： 你知道哪个年龄段发生心房颤动（简称房颤）的风险最高吗？

A.40 ～ 50 岁
B.50 ～ 60 岁
C.60 岁以上

答案：C

　　房颤风险随着年龄的增长而增加。我国数据显示，60 岁以下男女患病率分别为 0.43% 和 0.44%，60 岁以上男女患病率分别增长至 1.83% 和 1.92%。也就是说，60 岁以上的人群患房颤的风险最高。这是由于导致房颤的危险因素会随着年龄的增长而增加，比如冠心病、高血压、糖尿病。

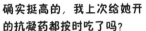

确实挺高的,我上次给她开的抗凝药都按时吃了吗?

刘大夫,您快帮忙看看,我妻子这个化验单上 D- 二聚体怎么这么高?

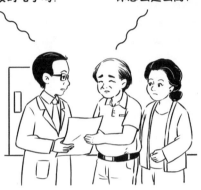

您开的抗凝药,她不肯吃。

需要服的药太多了,而且我听说抗凝药吃了会出血,能不吃吗?

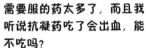

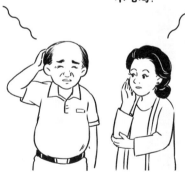

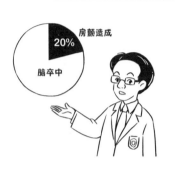

让房颤患者坚持使用抗凝药，是为了预防房颤最大的危害——脑卒中。要知道，有近 20% 的脑卒中是房颤造成的！

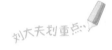

刘大夫划重点：

有研究显示，房颤引起缺血性脑卒中的风险是非房颤者的 4~5 倍。而且相比非房颤，房颤导致脑卒中患者的致残率、1 年死亡率、1 年复发率都要高很多！

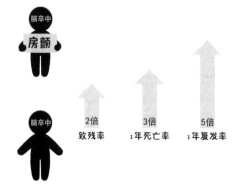

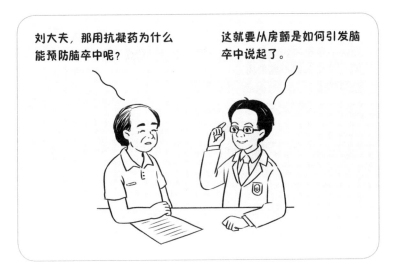

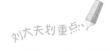

房颤发作时心脏跳动没有规律，这样就容易使心脏里的一些血液凝固，形成血栓，万一这些血栓脱落，就会跟随血液流向大脑，堵住脑血管，导致脑卒中。

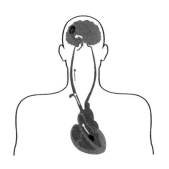

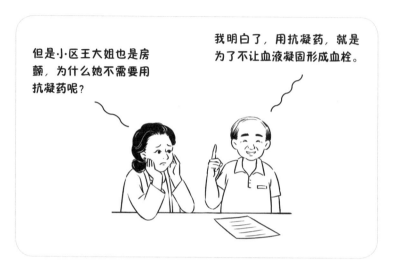

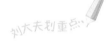

确实，不是所有房颤患者都需要抗凝治疗。在进行抗凝治疗之前应进行脑卒中风险评估和出血风险评估，当脑卒中风险比较大，而且出血风险比较小的时候，就应该用抗凝药。

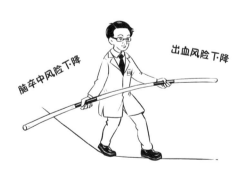

我想起来了，您当时说我属于脑卒中高风险，这么说，我吃抗凝药不会出血？

您服用抗凝药出血风险很低。当然，在用药过程中您也要密切观察，看看是否发生血尿、黑便等出血症状。

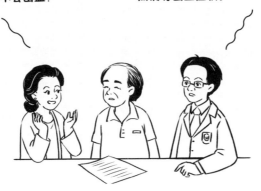

知道了！你放心吧！下次复诊再检查，我肯定能达标！

原来是这样，你这次一定要按时用药，等发生脑卒中就晚了。

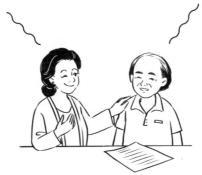

擅自停药，心肌梗死的复发概率很大

在临床上我曾遇到这样一个病例，很有代表性。

患者老李，62岁，因为心肌梗死入院，但那并不是老李第一次发生心肌梗死。就在半年前，老李因为心肌梗死入院，由我完成的急诊手术，手术挺成功，老李也恢复得很不错。但为什么老李再一次出现心肌梗死呢？

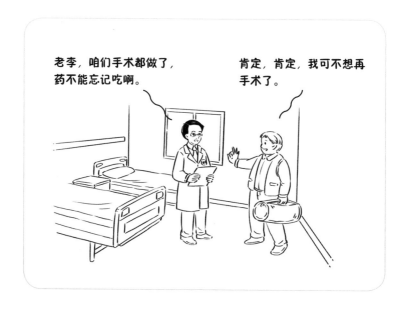

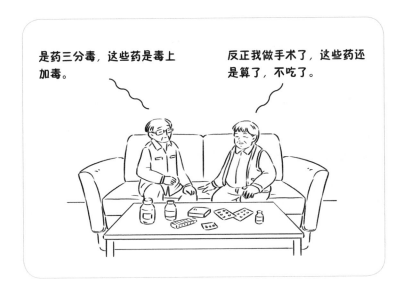

前面我说老李这个病例很有代表性，是因为最近我国的一项研究发现，出院后没有坚持用药的急性心肌梗死患者竟然接近一半！该研究观察了来自全国 53 家医院 4001 名急性心肌梗死患者出院后的服药情况，将近 30% 的患者在出院后第 1 个月就没有按照医嘱服药，而 1 年内坚持服药的患者也仅占 52.9%。那些没有坚持用药的患者，在出院 1 年内心血管疾病风险增加了 39%。而那些任何药都没有服用的患者，在出院 1 年内发生心血管疾病的风险是按时吃药人群的 3 倍。

在这里我再次强调：在支架术后，一般需要长期服用双联抗血小板药物（简称双抗，阿司匹林＋氯吡格雷或替格瑞洛），如果患者的血压、血糖、血脂在异常范围，也需要服用相应的药物来治疗。

服用双抗的目的是预防支架内形成血栓，无论是何种材质的支架，对于人体血管来说都是"异物"，如果不进行抗血小板治疗，随时可能发生血栓。双抗治疗比单抗（只吃阿司匹林一种抗血小板聚集药物的简称）更有效。

而服用其他药物的目的是控制危险因素。无论是介入手术还是冠脉搭桥手术，都只是通过重建血管的局部结构，或者使供血动脉绕过冠状动脉病变处，从而改善冠状动脉供血，最终缓解心肌缺血症状。但是，冠心病依然存在，导致心肌梗死的危险因素也依然存在，因此，为了治疗上述疾病，预防再次心肌梗死，患者必须终身服药来控制血压、调节血脂、改善血糖水平。

另外，这里也简单地说一下药物不良反应。药物是把双刃剑，在起效的同时也可能发生不良反应。严格地说，几乎所有药物在一定条件下都可能引起不良反应，但是，只要合理使用就能避免或使其危害降到最低。

刘大夫说

心脏支架手术是缓解心肌缺血症状的有效手段，而术后长期服药是预防再次发生血栓的重要措施。药物虽然是把双刃剑，但医生一定会权衡利弊，给患者制定最合适的用药方案，请您务必遵照医嘱坚持用药，切勿擅自停药！

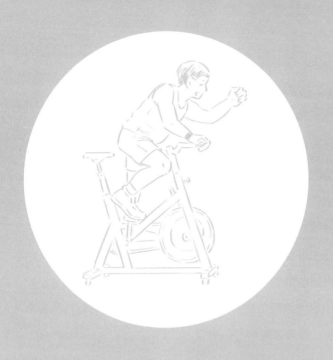

第五章

不想得心脏病，这些知识能帮你

做自己的心脏英雄

作为心内科医生，我见过很多经历过心肌梗死的患者。但是，如果从患者的角度来看，可能是他这辈子第一次经历心肌梗死，第一次由呼啸的救护车运送到医院，第一次躺在冰冷的手术台上，第一次让医生往自己的心脏血管里放入支架……这些第一次，可能会让他更加珍惜生命，也可能会让他更加担心身体，还有就是，可能会让他思虑如何在生活中与病共存。下面我给大家讲的故事稍微有点长，希望您能耐心地看完。

◎ 从此我的心里多了一个"你"

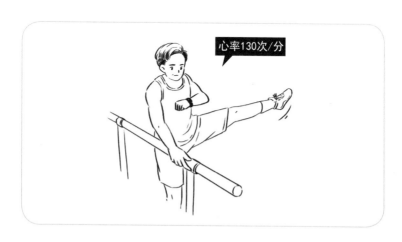

心脏又不行了，难道不是因为我练多了？我心脏病刚好，就让我运动，这胸口都发闷了。

别紧张，真的没事儿。

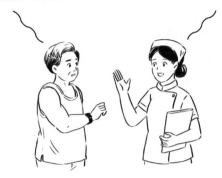

1 个月后

嗨！兄弟，甭担心，甭焦虑。越担心，心率就会更糟糕，自信一些，别去想它！

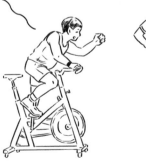
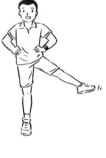

"疾病康复，与病共存"是医生和患者共同努力的结果，中国的康复医学起步比较晚，正在逐步健全和完善，因此，患者得病后的自我调整和适应就变得尤为重要了。

成为自己的心脏英雄

每年的 9 月 29 日是"世界心脏联盟"设立的"世界心脏日"（World Heart Day），其目的是为了在世界范围内宣传有关心脏健康的知识，让公众认识到生命需要健康的心脏也提倡大家成为自己的心脏英雄。

本文我将为大家转述一位患者的亲身经历，看看她是如何成为自己的心脏英雄的。

57 岁的梅丽莎女士由于之前发生了心肌梗死，医生在她的冠状动脉里面安装了 2 枚支架。术后由于急性心包炎，她偶尔会出现胸痛症状，在心脏康复中心的跑步机上，她用尽全力，却跑出了乌龟都会嘲笑的缓慢速度。

梅丽莎在发病之前除了爱喝可乐等一切咖啡因饮料，还爱吃炸鸡，时不时还会喝点小酒。术后她意识到，这样的生活不能再继续了！如果再不改变，无异于对心肌梗死说："欢迎再次光临。"

从那以后，梅丽莎就开始关注如何预防第二次心肌梗死。为了以后的健康生活，她痛苦地告别了咖啡因和酒精，而且，她尽了最大努力去做医生建议的预防再次心肌梗死的五项措施，目前，她看起来非常健康。我们来看看她是如何做到的。

第一点，坚持服药。梅丽莎有一个分装 7 天药物的小药盒，在每个周日晚上，她都会把药物装好，这样，她只要每天记得服用药物就可以了。虽然由于服用抗血小板聚集药物，皮肤经常出现淤血，但这些药物保证了支架的畅通，不良反应可以忍受，还是应该坚持服药，因为坚持服用药物是预防疾病复发的第一要务。

第二点，管理危险因素。梅丽莎知道管理可控的危险因素是有益健康的，她服用他汀类药物来降低风险，调整饮食结构，比如，多吃白肉（禽肉、鱼肉等）、蔬菜和水果，少加或不加盐，每天散步，戒烟，等等。她也知道，像家族遗传和年龄等危险因素是无法改变的，她常常用马克·吐温的名言来激励自己——我一生中有很多忧虑，其中大多数从未发生。

第三点，获得帮助。每一位心肌梗死患者都会经历一个心理重建期，梅丽莎也不例外。她得到了家人和朋友的帮助，他们一起讨论疾病，避免她独自胡思乱想，而且，梅丽莎真切地感受到他们的爱，这使她更加珍惜生命。

第四和第五点，按时复诊和进行康复。这两点放在一起，是因为它们是相辅相成的。按时复诊，既可以让医生评估目前的康复进展，同时医生也会指导之后的康复计划。梅丽莎在康复的过程中，不仅恢复了体力和耐力，还让她对自己的心脏健康充满了信心和安全感。

刘大夫说

虽然梅丽莎经历了可怕的心肌梗死，但是她从未放弃自己。虽然她跨过了第一次心肌梗死，但她从未觉得这是理所当然的。虽然康复和预防不太容易，但她也尽力坚持着。因为她明白，预防是避免心肌梗死再次发作的关键!

她说："尽力控制你能控制的，其余的只需要保持微笑和呼吸（Control what you can control, smile and just breathe）。"

注：本文改编自 https: //supportnetwork.heart.org/blog-news/melissa-murphy-enjoying-every-second-of-my-life-while-preventing-a-second-heart-attack/

没有冠心病，也可以吃阿司匹林

您好，我妈今年65岁，血脂、血压都有点高，听说有高血脂、高血压的人容易得冠心病、脑卒中，有没有能够预防这些病的药呢？

可以试试用阿司匹林来预防。

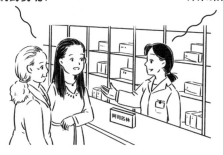

阿司匹林不是退热药吗？还能预防冠心病？

是的，阿司匹林除了有解热镇痛的功效之外，还有抗血小板聚集的作用，可以防止血栓形成，因此可以预防心肌梗死和脑卒中。

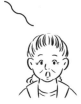

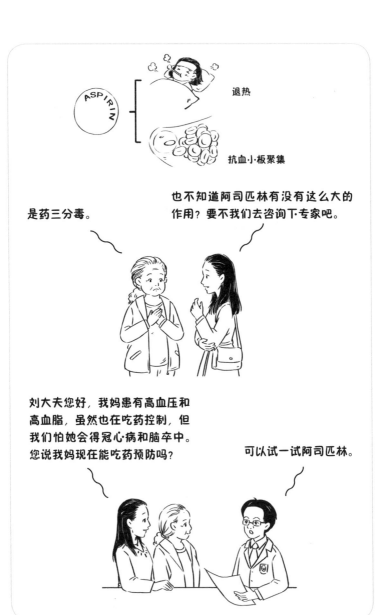

管用。在国际上做过很多这方面的研究，小剂量的阿司匹林确实可以降低心血管疾病的发生风险。

阿司匹林这个药管用吗？

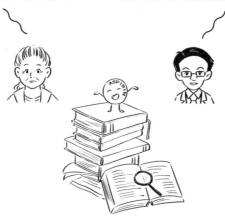

如果得了冠心病再吃阿司匹林，这就像亡羊补牢，在医学上称为"二级预防"；而在还没有得冠心病之前用阿司匹林之类的药物来预防，这是防患未然，属于"一级预防"。

我上网查了一下，阿司匹林不是得了冠心病才吃的吗？

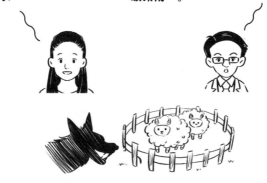

这样说的话，那不是所有人都应该进行一级预防吗？可是都说"是药三分毒"，也不能都用药吧？

这个问题问得好。一级预防，其实就是老百姓说的"治未病"，它包括很多措施，比如生活方式调整，用药只是针对风险比较大的患者。

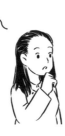

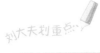
刘大夫划重点

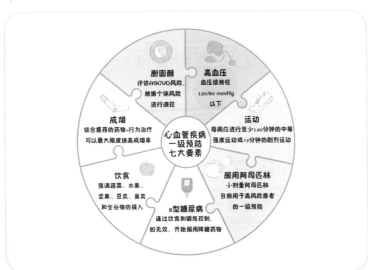

您说的"风险"是什么风险呢？

风险指的是您在 10 年内发生冠心病、心肌梗死、脑卒中这些心血管疾病的风险。

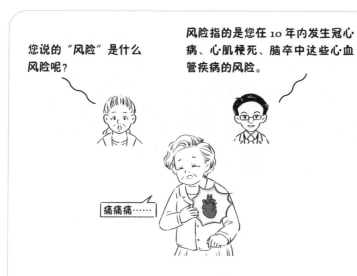

痛痛痛……

哦，所以像我这样既有高血压又有高血脂的人，发生心血管疾病的可能性就很高吗？

评估时不仅要看疾病的诊断，还需要看血压、血脂，还有血糖的具体数值，另外还有一些像吸烟、年龄、慢性肾病等危险因素也要考虑。

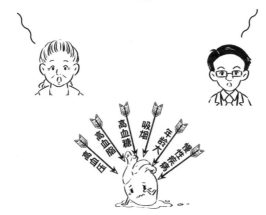

动脉粥样硬化性心血管疾病发病风险评估流程
（ASCVD 危险评估）

第一步：简易评估是否属于高危人群

1. LDL-C ≥ 4.9 mmol/L 或者总胆固醇（TC）≥ 7.2 mmol/L。

2. 40 岁以上的糖尿病患者，且 LDL-C 在 1.8~4.9 mmol/L，或 TC 在 3.1~7.2 mmol/L。

注：符合其中一项即为高危人群，若两项均不符合则进入第二步。

第二步：评估心血管疾病 10 年发病危险

	危险因素 （吸烟、HDL 低、男性 ≥ 45 岁、女性 ≥ 55 岁、慢性肾脏疾病患者）	血清胆固醇水平 /（mmol/L）分层		
		3.1 ≤ TC < 4.1 或 1.8 ≤ LDL-C < 2.6	4.1 ≤ TC < 5.2 或 2.6 ≤ LDL-C < 3.4	5.2 ≤ TC < 7.2 或 3.4 ≤ LDL-C < 4.9
无高血压	0-1	低危（< 5%）	低危（< 5%）	低危（< 5%）
	2	低危（< 5%）	低危（< 5%）	中危（5%~9%）
	3	低危（< 5%）	中危（5%~9%）	中危（5%~9%）
有高血压	0	低危（< 5%）	低危（< 5%）	低危（< 5%）
	1	低危（< 5%）	中危（5%~9%）	中危（5%~9%）
	2	中危（5%~9%）	高危（≥ 10%）	高危（≥ 10%）
	3	高危（≥ 10%）	高危（≥ 10%）	高危（≥ 10%）

注：若评估为中危，需要进行第三步。

第三步：评估余生危险

具有以下任意 2 项及以上危险因素的患者，为心血管疾病高危人群。

——收缩压 ≥ 160 mmHg 或舒张压 ≥ 100 mmHg；

——non-HDL-C ≥ 5.2 mmol/L（200 mg/dL）；

——HDL-C < 1.0 mmol/L（40 mg/dL）；

——BMI ≥ 28；

——吸烟。

这个评估表有点复杂，自己怎么能知道是不是高风险呢？

评估表确实有点复杂，所以还是交给医生来评估吧！您的情况应属于高危风险，也就是说，余生发生心血管疾病的风险在 10% 以上。

周阿姨：

年龄 65 岁	
体重指数 28.2	
血压 148/94 mmHg	
LDL-C 3.0 mmol/L	
HDL-C 0.85 mmol/L	

高风险的人都要一直吃阿司匹林吗？会不会有不良反应？

长期服用阿司匹林一般不良反应较少，常见的是胃肠道的不良反应。不过，一般不建议 70 岁以上的老人和出血风险比较高的患者将阿司匹林作为一级预防。

禁用阿司匹林的人群

70 岁以上老人　易出血患者

出血风险评估（HAS-BLED评分）

临床特点	计分
高血压（H）	1
• 收缩压 > 160 mmHg	
肝、肾功能异常（各1分）（A）	
• 慢性肝病（如肝纤维化）或胆红素是正常上限的2倍以上或丙氨酸氨基转移酶是正常上限的3倍以上	1或2
• 慢性透析，或肾移植，或血清肌酐≥200 μmol/L	
脑卒中（S）	1
出血（B）	1
• 既往有出血史和/或出血倾向	
国际标准化比值（INR）易波动（L）	1
• INR不稳定，在治疗窗内的时间 < 60%	
老年（如年龄 > 65岁）（E）	1
药物或嗜酒（各1分）（D）	1或2
• 药物为合并应用抗血小板聚集药物或非甾类抗炎药	
最高值	9

注：评分为0~2分，属于出血低风险患者；评分≥3分，提示患者出血风险增高。

我明白了，就像投资一样，要看风险效益比，心血管疾病风险越大，阿司匹林的效益就越大；而出血风险越小，用阿司匹林的风险越小。

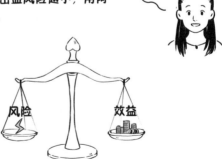

风险　　　　效益

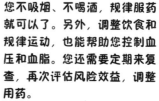

您不吸烟、不喝酒，规律服药就可以了。另外，调整饮食和规律运动，也能帮助您控制血压和血脂。您还需要定期来复查，再次评估风险效益，调整用药。

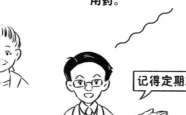

这么说，我可以放心吃阿司匹林了。刘大夫，吃阿司匹林需要注意什么吗？

记得定期复查

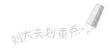

刘大夫划重点：

对于没有诊断为心血管疾病的人群，预防性使用阿司匹林要谨慎。如果年龄为 40 ～ 70 岁，而且，在积极干预危险因素后，心血管疾病风险仍然较高，同时出血风险较低，可以考虑长期服用小剂量阿司匹林来预防心血管疾病的发生。

当然，最终是否用药取决于患者本人的意愿。

别滥用抗生素!

看到"红、肿、热、痛"您会想到什么?我猜大家首先想到的是炎症和抗生素。其实,这里有个误区,"红、肿、热、痛"是炎症的表现没有错,但是抗生素并不等于消炎药!抗生素只对细菌引起的炎症有效,对病毒、真菌、过敏等引起的炎症是无效的!

但是,有很多人却把抗生素当成了"神药",很多家庭药箱常备抗生素,一旦感冒、咽痛就吃。殊不知,这是滥用抗生素。服用抗生素时,无论对有害菌还是有益菌都会"无差别"伤害。因此,抗生素会破坏肠道菌群平衡,降低人体免疫力。最近,《欧洲心脏杂志》发表的一项研究发现,女性长期滥用抗生素,还会增加心脏疾病风险。

这项研究观察了超过3.6万女性服用抗生素的时长和随后出现的冠心病或脑卒中事件的关系。结果显示,60岁以上的女性连续服用抗生素2个月或以上,心血管疾病风险增加了32%。研究人员表示,这种关联可能与抗生素破坏肠道菌群平衡有关。

滥用抗生素,对个人来说可能会造成上述的危害,但是,一个人滥用抗生素,绝不仅仅是"一个人"的问题,而是关乎所有人的全球性问题。

　　抗生素虽然是细菌的"天敌"，但是"道高一尺，魔高一丈"，细菌为了生存，会衍生出耐药菌株。而滥用抗生素就是给耐药菌不断"升级"的机会，最终形成抗生素也对付不了的"超级细菌"。

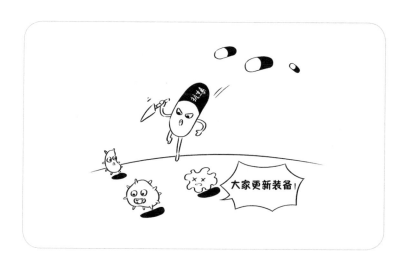

　　在 2016 年召开的 G20 杭州峰会上，抗生素耐药性问题被提上各国领导人的讨论议程。世界卫生组织也指出，如果不采取行动，到 2050 年，耐药性疾病每年可能导致 1000 万人死亡。对经济造成的灾难性损失将堪比 2008 年全球金融危机。

　　那么，怎样使用抗生素才算合理呢？我建议您做到以下三点：

　　1. 用药前，先咨询。抗生素种类很多，对不同的疾病应选择不同的抗生素。因此，服用抗生素前，请务必咨询医务人员。

　　2. 疗程足，少耐药。服用抗生素需要遵照医嘱，按规定的剂量和疗程服用，擅自停药或者加量会增加耐药菌出现的风险。

3.增强体质。讲卫生，勤洗手，避免感染细菌；多运动，增强身体免疫力。

刘大夫

目前，抗生素在我国的销售量和使用量均为世界之首，滥用抗生素的现象比比皆是。抗生素不是灵丹妙药，滥用抗生素不仅损伤肠道、降低免疫力，还会增加心血管疾病的风险。滥用抗生素更是滋生"超级细菌"的源泉，而抗生素耐药已经成为目前全球卫生、食品安全和发展的最大威胁之一。

为了避免以后"无药可用"，我们都要负责任地使用抗生素，用药前先咨询医务人员，以保证足量、足疗程服药，不随意停药。

睡好觉，养护好心脏

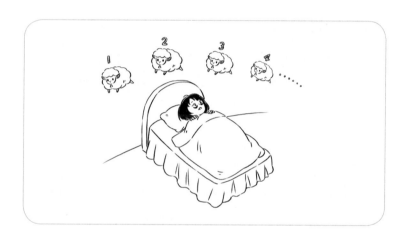

　　失眠不仅让人身心疲惫，还会导致或者加重心血管疾病。有数据显示，在普通人群中，每 10 个人就有 3 个经历着失眠，这个比例在心血管疾病患者中则更高。超过 70% 的心力衰竭患者存在睡眠不佳，差不多一半的患者出现失眠症状。同时，失眠人群患高血压、心律失常、脑出血等疾病的风险更高。

● 睡不着与失眠

　　睡不着就是失眠吗？其实，睡不着只是失眠的一种表现。失眠除了难以入睡和睡眠难以维持(整夜觉醒大于 2 次)的症状之外，还要看睡醒后的感觉。如果睡醒之后不解乏，而且影响白天的生活和工作，这样就属于失眠了。

失眠与心血管健康

失眠是怎样影响心血管健康的呢？

研究发现，失眠会导致自主神经系统紊乱、内分泌功能紊乱，以及炎症因子升高，从而影响心血管健康。而且，睡眠的不同阶段会改变循环系统活动，循环系统异常活动也会影响睡眠的结构，这样就形成了恶性循环，进一步加重心血管疾病的病情。

失眠将影响高血压、冠心病、心力衰竭等心血管疾病的治疗和预后，可能会加重病情或者导致疗效不佳。另外，失眠人群往往合并心理问题，如焦虑、抑郁等，这些心理问题也会影响心血管健康。还有些失眠人群合并阻塞性睡眠呼吸暂停，这个疾病不仅影响心血管疾病患者的生活质量，严重时还将危及生命。

失眠了怎么办？

如果您患有心血管疾病，最近还经常失眠，您可以这样做：

首先，控制好原发的心血管疾病，比如，控制血压、血糖、血脂指标等。

其次，尝试治疗失眠的非药物方法，包括：

1. 营造睡眠环境：如规律作息，睡前避免剧烈运动、暴饮暴食、摄入咖啡等兴奋性食品、观看引起兴奋的书籍及影视，等等。

2.睡眠限制：如减少日间小憩、减少卧床时间、设定起床时间等。

3.改善睡眠认知：不要把所有问题都归咎于失眠，保持自然入睡，不要过分关注睡眠。

如果以上方法都不行，患者还可以采用药物治疗。但由于催眠药物有一定的不良反应，因此，用药前需要医生来进行评估和个体化用药指导。

刘大夫说

失眠是常见的睡眠障碍，除了入睡困难和睡眠难以维持，对白天的生活和工作也有一定影响。

失眠和心血管疾病（特别是高血压、冠心病、心力衰竭等）相互影响，容易导致恶性循环。

心血管疾病患者失眠，首先需要控制原发病，采取非药物治疗措施。如果效果不佳，可以求助医生尝试药物治疗。